𝔅ibliotheca musica-therapeutica

Neudrucke zum Thema Musik und Medizin

Herausgegeben
von
Wolfgang Goldhan

Band II

Nicolai, Musik

Bärenreiter Kassel · Basel
London · New York
1990

Ernst Anton Nicolai

Die Verbindung der Musik mit der Artzneygelahrheit
1745

Mit einem Nachwort
von
Christoph Schwabe

Bärenreiter Kassel · Basel
London · New York
1990

Die Verbindung der Musik mit der Artzneygelahrheit

entworfen

von

D. Ernst Anton Nicolai.

Halle im Magdeburgischen

Verlegts Carl Hermann Hemmerde.

1745.

Vorrede.

Was ist das wiederum für eine neue Schrift? Man will die Musik mit der Artzneygelahrheit verbinden, und das ist in der That eine sehr lächerliche Sache. Ich weiß nicht, was man noch endlich in dieselbe mischen wird, wenn man sich das unterstehen will: So wird vermuthlich mancher urtheilen, dem diese Blätter in die Hände gerathen, aber vieleicht ist das Unternehmen eben so seltsam und so wunderlich nicht, als es Anfangs scheinen möchte. Habe ich mich doch belehren

Vorrede.

laſſen, daß alle Fäſerchen des menſchlichen Körpers ihre Tone hätten, die ſich entweder wie die Conſonantien oder Diſſonantien in der Muſik verhielten. Man kan darüber ſo viel lachen und critiſiren als man will. Zu allem Glücke habe ich die Freyheit dieſes ſo lange zu glauben, bis man mich von dem Gegentheil durch wichtige Gründe überführen wird. Ich habe es mir einmahl in den Kopf geſetzet, daß die Tone der Fäſerchen entweder das Verhältniß der Conſonantien oder Diſſonantien haben, und ich wollte zwar nicht darauf ſchwören, aber ich halte es einigermaſſen für wahrſcheinlich, weil es angenehm iſt, dieſes zu glauben. Es iſt eine Meinung, die mir gefällt, und die ſich auf eine beluſtigende Art in mein Gemüthe eingeſchlichen hat. Wäre aber dieſes nicht ſchon

hin-

hinreichend genug, sie zu behaupten? Ich könnte ja hundert Schriftsteller anführen, die eine Meinung nur darum für wahr halten, weil sie ihnen gefällt. Doch das Vornehmste, worauf ich mir hier etwas zu gute thue, ist dieses, daß ich viele berühmte Männer auf meiner Seite habe, welche es für sehr wahrscheinlich halten, daß es mit den Fäserchen unsers Körpers dergleichen Beschaffenheit habe. Vieleicht kömmt ein anderer, der diese Meinung völlig gewiß macht, und in das Reich der Warheiten versetzt. Ich sage nicht zu viel, sondern die Erfahrung lehret, daß dieses den Maximen gemäß sey, welche die Natur in Fortpflantzung der Gelehrsamkeit beobachtet. Der eine hat einen Einfall, der geschickt ist eine Veränderung in der Natur begreiflich zu machen.

chen. Gleich kömmt ein anderer, der ihn in die Classe der Hypothesen versetzt, und endlich findet sich der dritte, welcher ihn gar beweiset. Indessen möchte sich mancher daran stossen, meine Meinung anzunehmen, so gern er sonst auch wollte, weil daraus sehr viele ungereimte Folgen zu fliessen scheinen. Mein GOtt! wird man sagen, wenn es mit dem menschlichen Körper eine solche Beschaffenheit hat, daß sich die Tone der Fäserchen entweder wie die Consonantien oder Dissonantien verhalten; was sollte zwischen ihm und einem musicalischen Instrumente vor ein Unterschied seyn? und würde er wohl derselbe Körper bleiben, der er ist, oder nicht vielmehr in eine Violine verwandelt werden? Alleine das kan den Arzneygelehrten gleich viel gelten. Diejenigen, so dieses lesen

Vorrede.

sen werden, sind entweder Mechanisten oder Organisten. Die Mechanisten halten ohnedem den menschlichen Körper vor eine Maschine, und diese werden es gerne sehen, wenn iemand ihn ein musikalisches Instrument nennen wollte, indem dadurch die Art der Maschine noch genauer bestimmt würde. Ja, sie werden es für desto billiger halten, daß man seinen Nahmen verändert, da er schon seit geraumer Zeit die Ehre genossen hat, eine Maschine zu heissen. Haben sie doch gelitten, daß man den menschlichen Körper, den sie, wie andere Körper, vor eine Maschine gehalten haben, zu einer Uhr, Mühle und Bratenwender gemacht hat, warum sollten sie es nun so übel nehmen, wenn iemand ihm den Nahmen eines musicalischen Instruments beylegen wollte?

Vorrede.

te? Was die Organisten betrift, ich meine die Artzneygelehrten, die sich so nennen, so werden sie nichts dagegen einwenden. Sie glauben ja selbst, daß der menschliche Körper einer Orgel am ähnlichsten sey, und daß die Seele die Stelle des Organistens vertrete. Sie lassen es sich also gefallen, man mag aus ihm eine Violine, Harfe, Laute, Orgel oder sonst etwas machen. Es versteht sich aber von selbst, daß das Instrument im guten Stande seyn müsse, wenn die Seele darauf spielen soll. Denn sonst geht es in Wahrheit nicht an. Solchergestalt hat derjenige, welcher den menschlichen Körper vor ein musicalisches Instrument hält, den Vortheil, daß er es weder mit den Mechanisten noch Organisten verdirbt, und ich wüßte in der That nicht, was er mehr verlangen könnte. Wer

Vorrede.

Wer es nicht glauben will, daß ein iedes Fäserchen seinen Ton habe, der lese nur die Schriften der Artzneygelehrten nach. Da wird er finden, daß sie sehr ofte von dem Ton des menschlichen Körpers reden, zum klaren Beweise, daß derselbe nicht erdichtet sey. Der Ton von diesem und jenem Theile, heißt es, ist sehr schwach, man muß denselben wiederherstellen. Niemand wird zweifeln, daß diese Redensart aus der Musik hergenommen ist. Ich will mich also bemühen, diese Sache weiter aus einander zu setzen. Unser Körper ist aus lauter Fäserchen zusammengewebt, und ich will sie mit den meisten Artzneygelehrten in drey Arten eintheilen, nemlich in Arterien = Muskel = und Nerven = Fäserchen. Alle diese befinden sich in eben den Umständen, darin-

nen

Vorrede.

nen wir eine gespannte Saite auf einem musikalischen Instrumente antreffen. Sie sind elastisch und gespannt so, wie diese. Nun ist bekannt, daß eine gespannte Saite mit einer gewissen Geschwindigkeit zittern kan, und folglich einen Ton habe. Derowegen werden auch alle diese Fäserchen geschickt seyn mit einer gewissen Geschwindigkeit zu zittern und einen Ton haben. Aber das schlimmste ist, daß sie keinen Schall von sich geben. Doch das thut der Sache keinen Eintrag. Genug, sie sind in Ansehung ihrer zitternden Bewegungen eben so, wie die Tone unterschieden. Will man es noch nicht glauben, so nehme man an, eine gewisse Art von Fäserchen, als die Nervenfäserchen hätten keinen Ton, was würde daraus folgen? Nichts anders, als daß der Mensch keine Empfindungen haben würde,

Vorrede.

be, und was wäre denn das für ein Mensch? Es folgt dieses gantz natürlich. Denn hätten die Nerven keinen Ton, so könnten sie nicht in eine zitternde Bewegung gerathen, und es würden keine Empfindungen entstehen, indem diese lediglich davon herrühren. Man nehme anstatt der Nervenfäserchen die Arterienfäserchen und sage, daß sie keinen Ton hätten, so wird man sehen, wie ungereimt dasjenige ist, so daraus folgt. Ich wenigstens bin versichert, daß kein Umlauf des Gebluts und der Säfte statt finden würde, wenn das nicht wäre, kurtz, ich glaube, der Mensch würde nicht leben können. Man leugne endlich, daß die Muskelfäserchen einen Ton hätten, würde wohl ein eintziger Muskel seine Wirkung verrichten können? Nein, das geht wohl nicht an. Wenn ich dieses alles überlege, so sollte

ich

Vorrede.

ich fast auf die Gedancken gerathen, daß alle Veränderungen und Bewegungen in unsern Körper von dem Tone aller der Fäserchen herrühren, und ich kan nicht leugnen, daß sie sich schon meinen Beyfall erworben haben. Aber das ist noch nicht alles, ich bilde mir so gar ein, das der Mensch gesund sey, wenn alle Fäserchen eine ihrer Dicke und Länge dergestalt proportionirte Spannung besitzen, daß sich ihre Tone wie die Consonantien in der Musik verhalten, und kranck, wenn sie sich wie die Dissonantien verhalten. Es wird dieses freylich manchen sehr wunderlich und ungereimt vorkommen. Darum will ich mich bemühen zu beweisen, daß ich nicht irre. Nur wird man mir zu gestehen, wenn sich der gesunde und krancke Zustand des Menschens daraus begreiflich machen lässet, daß ich die Sache

Vorrede.

so scharf bewiesen habe, als sie es zuläßt und erfodert. Man nehme also an, es hätte mit allen Fäserchen die vorige Beschaffenheit, daß sich nemlich ihre Tone wie die Consonantien verhielten, so werden alle Veränderungen und Bewegungen des menschlichen Körpers weder zu starck, noch zu schwach, weder zu heftig noch zu matt seyn, sondern in der besten Ordnung und Proportion geschehen. Nun aber möchte ich gerne wissen, ob sich das alles anderswo ereignet als in dem gesunden Zustand des Menschen? Ist man denn nicht gesund, so lange der Umlauf des Gebluts und der Säfte ordentlich von statten gehet? Ich glaube nicht, daß man daran zweifeln wird. Nur das könnte man einwenden, ob auch alle Bewegungen so ordentlich seyn müßten, wenn sich die Tone der Fäserchen wie die Con-

Vorrede.

Consonantien verhalten. Aber warum nicht? Das Verhältniß der Consonantien ist ia von dem Verhältniß der Dissonantien weit unterschieden. Jenes läßt sich mit kleinen Zahlen ausdrucken, dieses nicht, jenes ist weit vollkommener, schöner und ordentlicher als dieses, und man kan sagen, daß bey dem letztern schon viele Verwirrung und Unordnung herrscht. Wäre das nicht, so wüßte ich nicht, warum uns nicht die Dissonantien eben sowohl als die Consonantien gefallen sollten. Nimmt man statt aller Fäserchen eine gewisse Art derselben an, und behält übrigens eben die Beschaffenheit bey, so ich von allen behauptet habe, so werden dadurch die Veränderungen genauer bestimmt, die von dieser Art der Fäserchen herrühren. Ich will setzen, die Nerven-Fäserchen hätten in Ansehung ihrer Dicke

und

Vorrede.

und Länge dergleichen Spannung, daß sich ihre Tone wie die Consonantien verhielten, so wird weder aus der Berührung der äusserlichen, noch der sich in uns befindlichen Körper, wenn sie nicht allzuheftig ist, eine unangenehme Empfindung entstehen, mit einem Worte, man wird munter, vergnügt, und aufgeräumt seyn. Und das sehen wir auch bey recht gesunden Menschen. Es ist aber leicht zu begreifen, daß gerade das Gegentheil nicht nur in diesem Stücke, sondern auch in allen übrigen erfolgen müsse, wenn die Spannung aller Fäserchen, so ihrer Dicke und Länge proportionirt gewesen, aufgehoben worden, daß sich ihre Tone nicht mehr wie die Consonantien, sondern wie die Dissonantien verhalten. Bey einer ieden Kranckheit sind die Fäserchen entweder krampfhaft zusammengezogen, oder zu

schlaf,

Vorrede.

schlaf, oder einige von ihnen haben zu der Zeit einen Krampf, da andere sich in einem schlaffen Zustande befinden. Niemand aber wird behaupten, daß sich ihre Tone alsdenn wie die Consonantien verhalten. Da nun aus vielen Consonantien zusammengenommen eine Harmonie, und aus den Dissonantien, wenn sie bey einander sind, eine Disharmonie entsteht, so müssen die Tone der Fäserchen, wenn sie sich wie die Consonantien verhalten, eine Harmonie machen, und eine Disharmonie, wenn sie sich wie die Dissonantien verhalten. Solchergestalt bestehet die Gesundheit in einer Harmonie der Fäserchen, und die Kranckheit in ihrer Disharmonie. Ist aber das nicht artig? Ich habe es immer nicht glauben wollen, daß des Medici Verrichtung bloß darinnen bestünde, daß er entweder die

Fäser-

Vorrede.

Fäserchen in der Harmonie erhielte, oder dieselben, wenn sie in eine Disharmonie gerathen wären, wieder so zu stimmen wüßte, daß ihre vorige Harmonie herauskäme, und nun sehe ich wohl, daß gar Ernst daraus werden will. Nur das ist das schlimste, daß es nicht allezeit nach Wunsch von statten gehet. Mancher stimmt und künstelt so lange an dem menschlichen Körper, bis er ihn endlich gar verdirbt. Das kömmt daher, weil er entweder die Kunst nicht recht verstehet, oder die gehörige Behutsamkeit nicht anwendet, sondern alles mit Gewalt zwingen will. Wollte aber iemand meine Erklärung der Gesundheit und Kranckheit deswegen nicht gelten lassen, weil sie ihm etwas seltsam und wunderlich klingt,

Vorrede.

so darf er nur die Artzneygelehrten zu Rathe ziehen. Diese werden ihn nicht nur belehren, daß die Gesundheit in einer Ubereinstimmung der Kräfte des menschlichen Körpers, und die Kranckheit in dem Mangel desselben bestehe, sondern auch ihn zugleich überführen, daß ihre Erklärung mit der meinigen sehr übereinkomme. Ubrigens ist leicht zu begreifen, daß die Harmonie der Fäserchen dem Grade nach verschieden seyn kan. Bey dem einen kan sie grösser seyn als bey dem andern. Man weiß ia, daß eine Harmonie eine Harmonie bleibt, wenn sich gleich Dissonantien in derselben befinden. Nur müssen die Consonantien die Oberhand behalten und die Dissonantien wohl angebracht worden seyn. Und eben so ist es mit dem
mensch=

Vorrede.

menschlichen Körper beschaffen. Je grösser die Harmonie der Fäserchen ist, desto gesunder ist er, und ie kleiner dieselbe ist, desto weniger ist er gesund. Man kan also die Grösse der Gesundheit aus der Grösse der Harmonie der Fäserchen, und die Grösse der Kranckheit aus der Grösse des Mangels derselben beurtheilen. Da nun die Harmonie eine Vollkommenheit ist, und die Disharmonie eine Unvollkommenheit, so wird die Gesundheit ei n vollkommener, die Kranckheit aber ein unvollkommener Zustand seyn. Da ferner aus der Erkenntniß der Vollkommenheit ein Vergnügen, und aus dem Anschauen der Unvollkommenheit ein Mißvergnügen entsteht, so ist klar, warum die Gesundheit Vergnügen, und die

Vorrede.

Kranckheit Mißvergnügen und Unlust verursachet. Indessen darf man sich nicht einbilden, als wenn die Gesundheit in dem allerschärfsten Verstande genommen bey dem Menschen anzutreffen wäre. Nein, das ist ein Gedancke derer, die von der Vollkommenheit des menschlichen Körper keinen Begrif haben, und wer sich dieselbige wünscht, der begehret etwas, was unmöglich ist und nach den Gesetzen der Natur nicht geschehen kan. Man hat vielmehr grosse Ursache sich zu verwundern, daß unser Körper in den Umständen, darinnen er sich befindet, noch so gesund ist, wenn man bedenckt, wie die ausser ihn befindlichen Körper in ihn wircken und wie viele unordentliche Bewegungen nicht durch dasienige, was

wir

Vorrede.

wir zu uns nehmen, und durch andere zufällige Begebenheiten hervorgebracht werden.

Ich habe das alles aus keiner andern Absicht hieher gesetzet, als den geneigten Leser dadurch zu überführen, daß die Verbindung der Musik mit der Artzneygelahrheit eine so angenehme als nützliche Beschäftigung sey, und ich werde mich glücklich schätzen, wenn ich meine Absicht erreichen werde. Man findet in derselben sehr vieles, welches einen zu gleicher Zeit belustigen und im Nachsinnen üben kan. Die Bedeutungen derienigen Wörter und Redensarten, welche die Artzneygelehrten aus der Musik entlehnet haben, werden genauer bestimmt, die dunckeln und verwirrten Begriffe in deutliche ver=

Vorrede.

wandelt, und das alles ist in der Artzneygelahrheit nicht nur nützlich, sondern auch nothwendig. Man siehet ferner, wie diejenigen Sätze, welche die Mathematicker und Musikverständigen von den Tonen der Saiten erwiesen, auch bey dem menschlichen Körper statt finden, und wie die Natur desselben, ich meine die bewegende Kraft, alle ihre Veränderungen nach gewissen Gesetzen hervorbringet. Auch die gelehrtesten Artzneygelehrten haben sich die Mühe genommen, die Musik mit der Artzneygelahrheit in einen Zusammenhang zu bringen, und verdienen sonderlich deswegen der vortrefliche Herr Professor Krüger und Leidenfrost gerühmet zu werden. Jener hat uns hiervon in dem andern Theile seiner

Natur=

Vorrede.

Naturlehre, dieser in seiner Disputation von den Bewegungen des menschlichen Körpers, welche in harmonischer Proportion geschehen, eine sehr gelehrte Probe gegeben, und das rühmliche Beyspiel dieser berühmter Männer hat in mir einen so angenehmen Eindruck gemachet, daß ich einen heftigen Trieb in mir empfunden habe, diesen erwähnten Vorgängern zu folgen. Und ietzo wage ichs in diesen Blättern meiner Begierde den Ausbruch zu verstatten. Ich habe mir darinnen hauptsächlich vorgesetzt, die Wirkungen zu erklären, welche die Musik in dem menschlichen Körper in Absicht auf die Gesundheit und Kranckheit hervorbringen kan, in der Meinung, daß auch dieses geschehen müsse, wenn man
die

Vorrede.

die Musik mit der Arzneygelahrheit verbinden will. Ich schmeichele mir aber nicht, daß diese Abhandlung so gut gerathen wäre, daß sie untadelhaft und von Fehlern frey wäre. Nein, so viel Eitelkeit besitze ich nicht, daß ich mir dieses in Sinn kommen liesse. So lange ich ein Mensch bin, so lange wird mir auch die Möglichkeit zu irren natürlich seyn. Indessen habe ich mich doch bemühet, nichts ohne Grund zu behaupten, und, wenn meine Leser das Schwache dieser Abhandlung zu übersehen belieben, so habe ich einigen Grund zu hoffen, daß sie meine Arbeit geneigt aufnehmen und wohl beurtheilen werden, und das ist das Vornehmste, was ich mir von ihnen ausbitten will.

§. 1.

§. 1.

Niemahls kan ein Schall ohne Luft entstehen. So gewiß dieses ist, so nothwendig ist es auch, daß sie iederzeit in Bewegung gesetzt werden muß, wenn ein Schall hervorgebracht werden soll. Will man nun wissen, was für eine Bewegung der Luft zum Schalle erfordert werde, so darf man nur auf einen gewissen Fall, da ein Schall in der Luft entstehet, Acht haben und dasienige anmerken, was dabey vorgehet. Eine Peitsche erregt einen Schall, wenn sie starck und schnell in freyer Luft beweget wird. Was geschiehet aber alsdenn? Sie schlinget sich dergestalt herum, als wenn sie einen Knoten machen wollte. Sie druckt also die Lufttheilgen, welche sie während ihrer Bewegung antrift, stärcker zusammen, als sie sonst zusammengedruckt sind, wenn diese Bewegung nicht geschiehet, und dieses Zusammendrücken läßt so gleich nach, wenn die Bewegung der Peitsche aufhöret. Die Lufttheilgen, welche zusammen gedrückt

Die Bewegung der Luft bey dem Schalle.

A worden,

worden, dehnen sich so gleich und in einen weit grössern Raum aus, als derjenige war, den sie vorher eingenommen hatten, und indem dieses geschiehet, so müssen sie ebenfals die benachbarte Luft zusammendrücken, welche hernach durch ihre Ausdehnung eben so in die nächstfolgende wirket. Solchergestalt bestehet die Bewegung der Luft bey dem Schalle in einer wechselsweisen Zusammendrückung und Ausdehnung der Lufttheilgen und eben das macht die zitternde Bewegung derselben aus. Sollen wir den Schall hören, so muß die zitternde Bewegung der Luft einen gewissen Grad der Stärcke haben, welcher verursachet, daß sie bis in unsere Ohren gelangen und daselbst eine mercklichen Veränderung hervorbringen kan.

§. 2.

Der Körper, welcher einen Schall von sich geben soll, muß zittern.

Wenn ein Körper einen Schall von sich geben soll, so muß er die Luft in eine zitternde Bewegung setzen §. 1. Folglich muß er selbst in eine zitternde Bewegung gerathen seyn. Man halte eine Kohlzange oben an dem Orte, wo sie gekrümmt ist, mit dem Finger, und drucke ihre Arme mit der andern Hand zusammen, dergestalt, daß man sogleich damit nachläßt, so wird sie in eine zitternde Bewegung gerathen, aber keinen Schall von sich geben. Es ist also die zitternde Bewegung des
gantzen

gantzen Körpers nicht geschickt einen Schall in der Luft zu erregen, den wir hören könnten, sondern es muß noch etwas mehreres hinzukommen. Man schlage mit einem Schlüssel an die Kohlzange, so entstehet ein Schall. Was sollte aber dieser Schlag anders verursachet haben, als daß er die Bewegung so vergrössert hätte, daß die kleinsten Theile dadurch in eine zitternde Bewegung gesetzt worden? Diesem zu Folge rührt der Schall nicht so wohl von der zitternden Bewegung des gantzen Körpers, als vielmehr von dem Zittern der kleinsten Theile desselben her. Und dieses läßt sich auch durch einen andern Fall erweisen. Man stosse eine Saite, so auf dem Monochord gespannet ist, an, so wird dadurch ihre Figur verändert. Sie springt aber nicht nur in ihre vorige Figur zurück, sondern schwingt sich auch auf die andere Seite, und wird bald länger bald kürtzer gemacht. Man kan demnach mit guten Grunde annehmen, daß die Saite zweyerley Bewegungen habe. Die eine ist das Auf- und Niederbewegen, die andere aber die Entfernung und Annäherung ihrer Theile. Beyde Bewegungen sind nothwendig mit einander verknüpft. Die Saite kan ihre Figur nicht ändern, welches geschiehet, indem sie sich von einer Seite zur andern schwingt, ohne daß nicht zugleich ihre Theile eine andere Lage bekommen und sich bald einander nähern, bald von einander entfernen sollten. So gewiß dieses ist, so ist doch keine von beyden Bewegungen

gen geschickt einen Schall zu erregen. Man halte nur ein weiches Tuch an die Saite, so verlieret sich aller Schall, ohngeachtet die beyden Bewegungen fortdauren. Hält man aber einen harten Körper daran, so läßt zwar ihre Bewegung etwas nach, aber es entsteht ein Schall, der vorher nicht da war. Das kömmt ohne Zweifel daher, weil die Berührung des Körpers die kleinsten Theile in eine zitternde Bewegung gesetzt hat. Denn ich wüßte in der That nicht, was er sonst gethan haben solte. Indessen darf man nicht dencken, als wenn das Zittern der kleinsten Theile immer unverändert bliebe, der gantze Körper möchte sich mit einem Grade der Geschwindigkeit bewegen, mit welchem er wollte. Nein, die Naturlehrer haben ausgemacht, daß diese beyden Bewegungen iederzeit in einer Übereinstimmung sind, dergestalt, daß die kleinsten Theilgen geschwinder zittern, wenn der gantze Körper seine zitternde Bewegung mit grösserer Geschwindigkeit verrichtet.

§. 3.

Was ein starker und schwacher Schall, und was ein hoher und tiefer Ton ist.

Die Luft wird in eine zitternde Bewegung gesetzet, wenn ein Schall entstehet §. 1. Nun kan entweder viel Luft beweget und in den Gehörgang gebracht werden, oder wenig. Wenn viele Lufttheilgen zittern, und in die Ohren kommen, so ist der Schall

starck

starck und schwach, wenn sich wenigere Lufttheilgen bewegen. Man kan ferner auf die
Geschwindigkeit sehen, womit die Lufttheilgen
zittern, und wenn man in dieser Absicht einen
Schall mit dem andern vergleicht, so nennt man
ihn einen Ton. Eine Saite giebt einen höhern
Ton von sich, wenn sie stärcker gespannt wird,
und die Anzahl ihrer zitternden Bewegungen ist
iederzeit der Quadratwurzel der Kraft, womit
sie gedehnt wird, proportional. Man setze demnach, es hätten zwey Saiten einerley Länge und
Dicke, und die eine würde viermahl stärcker
gedehnt als die andere, so wird sich die Geschwindigkeit ihrer zitternden Bewegungen zu der Geschwindigkeit, womit die andere Saite zittert,
verhalten wie 2 zu 1 und einen Ton von sich geben, der um eine Octave höher ist. Der Luft
muß diese Geschwindigkeit der zitternden Bewegungen mitgetheilet werden §. 1. Derowegen
ist ein Ton hoch, wenn die Lufttheilgen geschwinde zittern, und tief, wenn sie ihr Zittern
langsam verrichten. Da sich nun die Empfindungen unter der Bedingung, daß die Nerven
einerley Spannung haben, sich wie die Qua-
drate der Geschwindigkeiten verhalten, wenn die
Massen der wirckenden Körper gleich groß sind,
und die Quadratwurzel iederzeit grösser ist,
wenn das Quadrat grösser gewesen ist, so muß
ein hoher Ton einen stärckern Eindruck ins
Gehör machen, als ein tiefer Ton von eben
demselben Instrumente, wenn bey dem einem so
viel

viel Luft bewegt wird als bey dem andern, das ist, wenn beyde gleich starck sind. Und die Erfahrung lehret dieses sonderlich an den blasenden Instrumenten.

§. 4.

Die Verhältniß der Tone. Die Naturlehrer haben erwiesen, daß die Geschwindigkeit der zitternden Bewegungen in zweyen Saiten, welche gleiche Dicke und Spannung haben, sich umgekehrt wie die Länge der Saiten verhält. Diesem zu folge muß eine kurtze Saite geschwinder zittern, als eine lange. Ist die Saite halb so lang, als eine andere, so verrichtet sie ihre zitternde Bewegung noch einmahl so geschwinde und giebt einen Ton von sich, der um eine Octave höher ist als derjenige, welchen eine noch einmahl so lange Saite hören läßt. Demnach kan man aus der Länge der Saiten die Geschwindigkeit ihrer zitternden Bewegungen, folglich die Verhältniß der Tone bestimmen, und man hat gefunden, daß selbige folgende sey:

Wenn sich eine Saite zur andern verhält wie	So entsteht
1 : 1	der Unisonus
2 : 1	die Octave
3 : 2	Quinte
4 : 3	Quarte
5 : 4	grosse Tertie
6 : 5	kleine Tertie
5 : 3	grosse Sexte
8 : 5	kleine Sexte
15 : 8	grosse Septime
9 : 5	kleine Septime
64 : 45	falsche Quinte
9 : 8	grosse Secunde
10 : 9	kleine Secunde.

Aus diesem erhellet, daß ein ieder Ton seine besondre Verhältniß hat, und diese muß man wissen, wenn man von ihm eine Erklärung geben will, denn eben dadurch unterscheidet er sich von einem andern Ton. Was ist der einstimmige Klang (unisonus) anders, als eine Ubereinstimmung der Tone, die sich gegeneinander verhalten wie 1 zu 1? Ein Ton verhält sich zu seiner Octave, wie 1 zu 2. Demnach ist die Octave eine Ubereinstimmung zweyer Tone, die sich gegeneinander verhalten, wie 2 zu 1. So kan man ferner sagen, daß die Quinte eine Ubereinstimmung zweyer Tone sey, die sich gegeneinander verhalten wie 3 zu 2 u. s. w.

§. 5.

§. 5.

Von den Consonantien und Dissonantien.

Aus der Erfahrung ist bekannt, daß einige Tone einen angenehmen Klang, andere einen unangenehmen Klang von sich geben, wenn sie zugleich gehöret werden. Die erstern nennt man Consonantien, die letztern Dissonantien. Die Consonantien werden in vollkommene und unvollkommene eingetheilet. Die vollkommenen Consonantien sind die, welche eine solche Eigenschaft haben, daß sie keiner Auflösung bedürfen und das Gehör völlig vergnügen. Die unvollkommenen Consonantien werden dieienigen genennet, welche vermöge ihrer Eigenschaften eine Auflösung nöthig haben und das Gehör nicht gantz beruhigen. Nun sind die Tone des harmonischen Dreyklangs (triadis harmonicæ) als die Octav, Quinte und Tertie so beschaffen, daß sie keine Auflösung brauchen und das Gehör vollkommen vergnügen. Derowegen sind die Octav, Quinte und Tertie vollkommene Consonantien. Die unvollkommenen sind die Quarte und Sexte. Der geschikte Herr Magister Mitzler hat in seiner Disputation, darinnen er beweiset, daß die Musik eine Wissenschaft sey, dieses weitläuftiger abgehandelt und zugleich die Einwürfe, so dagegen gemacht werden können, beantwortet. Das Gehör findet an dem harmonischen Dreyklang ein so grosses Vergnügen, daß er in der Musik so oft angebracht wird als es angeht und ohne Verletzung anderer Regeln geschehen kan. Ja, die Dissonantien, so darzwischen gesetzt werden, haben nichts anders als die beständige Veränderung desselben zum Endzweck. Man betrügt sich aber, wenn man meint, daß eine Verbindung der Tone, welche einen Wohlklang verursachen sollen, aus lauter Consonantien bestehen müßte. Nein, das ist gar nicht nöthig. Eine wohl angebrachte Dissonantz macht den Wohlklang viel angenehmer und mercklicher, und ich sollte fast glauben, daß dieses deswegen geschähe, weil durch die Dissonantz die Aufmercksamkeit der Seele, welche sich vorher bloß an Consonantien vergnüget hat, rege gemacht wird, daß sie sich hernach das Vergnügen desto klärer und lebhafter vorstellet, welches die Consonantz erreget, auf welche es hinauslauft. Wäre dieses nicht, wie wollte man denn eine der vornehmsten Regeln in der Musik rechtfertigen können, welche erfordert, daß zwey Octaven und Quinten nicht unmittelbar auf einander folgen dürfen? Die angenehme Empfindung, welche eine Octave oder Quinte verursacht hat, muß allerdings etwas von ihrer Klarheit und Lebhaftigkeit verlieren, wenn dieselbe wiederhohlt wird. Eine neue Vorstellung hat allezeit mehr Klarheit als eine andere, die ihr gleich ist, und eine Vorstellung, welche fortdauret, folglich ihre Neuigkeit verlieret, leidet auch an ihrer Klarheit einen Abgang.

§. 6.

§. 6.

Von den Verhältnissen der Consonantien, und dem Farbenclavecymbel.

Bey dem Unisono ist die Verhältniß 1 zu 1, bey der Octave 2 zu 1, bey der Quinte 3 zu 2 ꝛc. §. 4. Man sieht also wohl, daß sich die Consonantien durch kleine Zahlen ausdrucken lassen. Man halte die Dissonantien dagegen als die Septime und falsche Quinte, so wird man finden, daß ihre Verhältniß gantz anders beschaffen ist. Bey der ersten ist die Verhältniß 15 : 8, bey der letztern aber 64 : 45. Ich bilde mir demnach ein, daß die Consonantien deswegen gefallen, weil die Seele ihre Verhältnisse leicht übersehen, und derselben Vollkommenheit sich lebhafter vorstellen kan, darüber sie nothwendig ein Vergnügen empfinden muß. Bey den Dissonantien kan sie dieses nicht thun. Ihre Verhältnisse sind so beschaffen, daß sie ihr mehr Schwierigkeit verursachen, wenn sie sich dieselbe vorstellen will, sie setzen sie in Verwirrung, welches nothwendig ein Mißvergnügen nach sich läßt. Es ist dieses ein Gedancke, den ich eben nicht vor gantz gewiß ausgeben will. Indessen lehret doch die Erfahrung so viel, daß diejenige Verhältnisse, welche die Consonantien haben und dem Gehör gefallen, auch das Gesicht vergnügen. Die Schönheit des menschlichen Körpers beruhet vornemlich auf der Verhältniß der Theile, und man findet, daß sie an einer wohlge-
stalten

stalten Person eben die Verhältniß haben, welche bey den Consonantien in der Musik statt findet. Man sagt, ein Hauß ist nicht schön, weil es nicht nach den Regeln der Symmetrie gebauet ist. Was erfodern aber diese Regeln anders, als daß die auswendigen Theile des Hauses eben die Verhältniß haben sollen, welche sich bey den Consonantien befindet? Solchergestalt richtet sich das Gesichte in Beurtheilung der Schönheit nach eben den Gesetzen, welche das Gehör in Acht nimmt, und es ist sehr wahrscheinlich, daß sie auch bey den übrigen Sinnen statt finden. Doch ich will mich hierbey nicht länger aufhalten, sondern nur dasienige anmercken, was sich hieraus weiter schliessen läßt. Ich habe gesagt, daß das Gesicht mit dem Gehör in Beurtheilung der Schönheit einerley Gesetze beobachte. Nun ist bekannt, daß eine gewisse Vermischung von den sieben Farben dem Augen weit angenehmer sey als eine andere. Es ist ferner gewiß, daß die sieben Farben des Sonnenlichts ihrer Wirkung nach verschieden sind. Sollten also nicht die Stralen einer angenehmen zusammengesezten Farbe nicht nach eben der Verhältniß in das Auge wirken, welche die Consonantien unter sich haben? Und wäre es nicht möglich, eine Maschine zu erfinden, dadurch man vermittelst der Vermischung der sieben Farben das Auge eben so, wie das Gehör durch die Vermischung und Abwechselung der sieben Tone in der Musik ergötzte?

Kurtz,

Kurtz, könnte man nicht ein Farbenclavecymbel verfertigen? Daran ist gar kein Zweifel. Der vortrefliche Herr Professor Krüger hat hiervon eine sehr gelehrte Abhandlung, welche in den siebenden Theil der Miscellan. Berolin. 1743 befindlich ist, geschrieben und zugleich eine Beschreibung von der Verfertigung dieser Maschine beygefüget.

§. 7.

Von der Structur des Ohren. Daß man ohne Ohren nichts hören könne, ist eine Sache, die nichts weniger als meines Beweises bedarf. Ich werde es daher nicht Umgang nehmen können, die Structur der Ohren, und die Veränderung, so darinnen vorgehet, wenn wir einen Schall hören, zu betrachten. Das äussere Ohr bestehet aus einem Knorpel, der mit einer Haut überzogen und um den Gehörgang rund herum erhaben ist. Einige Theile desselben machen verschiedene Biegungen und Krümmungen, andere aber stehen hervor. Alles das ist ohnfehlbar darum so gemacht worden, damit ein Schall oder Ton, er mag aus einer Gegend herkommen, woher er will, in den Gehörgang gebracht werde. Dieser hat die Gestalt einer cylindrischen Ellipse. Denn ein Theil geht ein wenig in die Höhe, der nächstfolgende geht herunterwärts, hernach steigt er wieder in die Höhe und endiget sich auf der Trummelhaut

(tympa-

(tympanum), welche eine schiefe Stellung bekommen, dergestalt, daß sie mit dem obersten Theile des Gehörganges einen stumpfen, mit dem untersten aber einen spitzen Winkel macht. Wenn also die Stralen des Schalles in den Gehörgang hineingebracht worden, so fallen sie zugleich auf den einen Brennpunkt dieser elliptischen Fläche, und müssen davon in den andern Brennpunkt gebracht werden. Es hat damit eben die Beschaffenheit, wie mit den Sprachgewölbern. Wenn in denselben iemand in dem einen Brennpunkt tritt, und leise gegen die Wand redet, so wird der andere, welcher in dem andern Brennpunkt steht, alles verstehen, da die übrigen, so darneben stehen, nichts davon vernehmen können. Uber das Trummelfell ist eine Nerve gespannt, welcher chorda tympani heißt, und zu den Muskeln hinläufet, die an den Gehörknochen befestiget sind und das Trummelfell nach verschiedenen Graden spannen und nachlassen können. Die Gehörknochen (ossicula auditus) sind der Hammer (malleus) Ambos (incus) Steigbügel (stapes) und das runde Beinlein (ossiculum orbiculare). Diese sind alle mit einander verknüpft. Der Hammer aber ist an das Trummelfell bevestiget und der Steigbügel steht auf dem ovalem Fenster (fenestra ovalis) welches zu dem Eingange (vestibulum) geht. Alles dieses ist in der Höhle des Trummelfells (cavitas tympani) befindlich, und ausserdem ist noch
das

das runde Fenster (fenestra rotunda). Dieses liegt dem Mittelpunkte des Trummelfells gerade gegenüber, und ist eine Eröfnung der Schnecke (cochlea) und mit einer zarten Haut verschlossen. Die Schnecke selbst nebst den drey halbcirkelrunden Canälen (canales semicirculares) liegen in dem innersten Theile des Ohres, so der Labyrinth genennt wird.

§. 8.

Wie das Hören geschiehet. Wenn eine Saite einen gewissen Ton von sich giebt, so wird die Luft, welche in eine zitternde Bewegung ist gesetzt worden, an das Trummelfell anstossen und in der Saite (chorda tympani) desselben eine gewisse Empfindung verursachen. Da nun auf eine iede Empfindung eine Bewegung erfolgt, die ihr proportional ist, so ziehen sich zugleich die Muskeln an dem Hammer zusammen, und spannen das Trummelfell durch unendlich viele und unendlich kleine Grade, bis es einen solchen Grad der Spannung bekommt, daß es mit eben der Geschwindigkeit, wie die angestossene Luft, zittert. Freylich aber muß dieses alles mit einer ungemeinen Geschwindigkeit geschehen. Diese zitternde Bewegung wird den Gehörknochen mitgetheilet, welche mit eben der Geschwindigkeit zu zittern anfangen, mit welcher das Trummelfell zittert, und der Steigbügel setzt selbige weiter durch das ovalrunde Fenster

Fenster bis in den Eingang (vestibulum) fort, da denn die halbcirckelrunden Canäle nebst denen in ihnen befindlichen Nerven eben so geschwind zu zittern anfangen. Eben diese zitternde Bewegung der Luft in der Trummelhöhle (cavitas tympani) stößt zugleich an das runde Fenster, welches dem Mittelpunckte des Trummelfells gerade gegen über liegt. Dadurch wird die in der Schnecke befindliche Luft in eben die Bewegung gesetzt, welche hernach demjenigen Nervenfäserchen mitgetheilet wird, so mit eben der Geschwindigkeit zu zittern geschickt ist, und wenn dieses zittert, so hören wir den Ton. Weil aber die Gewalt der Luft in der Schnecke, welche durch das runde Fenster die zitternde Bewegung erhalten hat, sehr geringe ist, so würde sie nicht so leicht das Nervenfäserchen in Bewegung setzen können, wenn nicht zugleich die Luft, so durch das ovalrunde Fenster in dem Eingange (vestibulum) und in den halbcirckelrunden Canälen (canales semicirculares) in eine zitternde Bewegung ist gesetzt worden, an die Schnecke anstösse und vornemlich ihre Scheidewand, dadurch ich die laminam spiralem verstehe, erschütterte, welche hernach diese Bewegung dem Nervenfäserchen desto eher mittheilen kan. Es kan dieses um so viel leichter geschehen, da die halbcirckelrunden Canäle der Schnecke gerade entgegen liegen. Denn das macht, daß sich die Luft gegen dieselbe bewegen müsse.

§. 9.

§. 9.

**Wie es zu-
gehet, daß
man viele
Töne un-
terscheiden
kan.**

Wenn das Trummelfell beständig einerley Spannung hätte, so würden nur sehr wenige Töne vermögend seyn es in eine zitternde Bewegung zu setzen, und von uns empfunden werden können. Da nun dieses der Erfahrung wiederspricht, so muß das Trummelfell bey einem ieden Tone nach einem solchen Grade gespannt werden, welcher mit ihm harmonisch ist. Und darum hat der Hammer gewisse Muskeln bekommen, welche ihn regieren und dadurch das Trummelfell so spannen und nachlassen können, wie es ein ieder Ton erfordert. Doch dieses alles ist noch nicht hinreichend. Hätte die Schnecke nicht eine besondre Structur, so würden wir die Verschiedenheit der Töne nicht bemercken können. Sie hat die Gestalt wie ein Kegel. Ihre Nervenfäserchen, womit sie ausgewebt ist, sind von sehr verschiedener Länge, und ihre Dicke und Spannung ist ohne Zweifel einerley. Da sich nun die Geschwindigkeiten der zitternden Bewegungen in den Saiten, welche einerley Dicke und Spannung haben, sich umgekehrt wie ihre Längen verhalten, so werden die kurtzen Nervenfäserchen in der Schnecke geschwinder zittern als die längern, und weil die Luft bey einem hohen Tone geschwinder zittert als bey einem tiefen §. 3, so wird ein hoher Ton die kurtzen Nervenfäserchen der Schnecke,

ein

ein tiefer aber die långern in gleiche Bewegung setzen. Betrachtet man nun die ungemein grosse Anzahl der Nervenfåserchen in der Schnecke, erwegt man ferner, daß ihre Långe verschieden und eins immer långer als das andere ist, bedenckt man endlich, daß ein iedes mit einer besonderen Geschwindigkeit zu zittern geschickt sey, das ist, seinen Ton habe; so wird es nicht schwer seyn zu begreifen, wie wir so viele verschiedene Tone hören und unterscheiden können.

§. 10.

Die Seele zåhlet, wenn wir eine Musik hören.

Wenn ein geübter Violinist so geschwinde spielt, daß neun Tone in einer Secunde auf einander folgen, so kan man noch einen ieden Ton von dem andern unterscheiden. Nun ist ein Ton von dem andern bloß durch die Anzahl der zitternden Bewegungen, die in der Luft vorgehen, unterschieden. Derowegen muß sich die Seele in einer Secunde vorstellen, wie vielmahl die Luft bey einem ieden von diesen neun Tonen in einem unendlich kleinen Augenblicke gezittert habe. Sich vorstellen, wie vielmahl eine Bewegung erfolget, ist so viel als die Bewegungen zåhlen. Wird also nicht die Seele in einer Secunde, da sie die Tone unterscheidet, die zitternden Bewegungen bey dem ersten, andern, dritten, vierdten, fünften Tone u. s. w. zåhlen müssen? Das artigste aber ist, daß die

B Seele

Seele zählet und weiß doch nicht, daß sie zählet. Daher hätte der Herr von *Leibnitz* dieses nicht besser ausdrucken können, als wenn er die Musik eine geheime Ausübung der Rechenkunst nennet, dabey die Seele selbst nicht weiß, daß sie zählet (exercitium arithmeticæ occultum nescientis se numerare animi).

§. 11.

Die Erklärung der Musik und Eintheilung derselben.

Man mag eine Musik anhören, was für eine man will, so wird man iederzeit finden, daß die Tone mit einander verknüpft sind. Ich schliesse daher, daß die Musik selbst nichts anders sey als eine Wissenschaft die Tone mit einander zu verknüpfen. Man wundere sich nicht, daß ich sie eine Wissenschaft nenne. Alle die Regeln, welche man davon giebt, lassen sich aus gewissen Gründen, die entweder aus der Natur der Tone fliessen, oder in der Mathematik erwiesen werden, herleiten, ia wenn man mich böse machte, so wollte ich sie gar einen Theil der Mathematik nennen. Die Platoniker und Pythagoräer hatten sich dergestalt in die Musik verliebt, daß sie selbst nicht wußten, was sie aus ihr machen sollten. Sie glaubten, es gereichte der Vortreflichkeit derselben zum grossen Nachtheil, wenn man ihr den Nahmen einer Kunst oder Wissenschaft gäbe. Der erste, meinten sie, wäre gar zu schlecht und

und zu sehr eingeschränckt, der andere aber wäre nicht hinreichend genug, ob er schon weit schöner und uneingeschränckter wäre. Man müßte, sagten sie, einen weit vollkommenern Begriff von der Harmonie haben, welche unmercklich alle die Kräfte der Seele beweget, und in dem Augenblick, da sie ihr gefällt, alle andere Empfindungen schwächet und unterdrucket. Doch ich will mich mit der Erzehlung der Meinungen, so die alten Weltweisen davon gehabt haben, nicht aufhalten. Nur dieses will ich angemercket haben, daß die Musik sich nach der gegebenen Erklärung in zwey Arten eintheilen läßt. Ich habe gesagt, sie sey eine Wissenschaft die Tone mit einander zu verknüpfen. Zwey Dinge sind mit einander verknüpft, davon eines den Grund von der Würcklichkeit des andern in sich hält, und wenn in dem einem der Grund anzutreffen, warum es bey dem andern zugleich ist oder auf ihn folget, so sind sie im ersten Falle dem Raume nach, in dem andern aber der Zeit nach mit einander verknüpft. Wenn also gewisse Tone zugleich bey einander sind und in dem einem, welcher die basis heißt, der Grund anzutreffen ist, warum die übrigen bey ihm sind, so sind die Tone dem Raume nach verknüpft. Diese Art der Verknüpfung wird eine Harmonie, und die Wissenschaft eine regelmäßige Harmonie zu machen der Generalbaß genennet. Die andere Art aber die Tone zu verknüpfen heißt die Melodie. Es folgen alsdenn gewisse Tone auf einan-

einander, und der Grund, warum vielmehr dieser Ton als ein anderer folget, lieget in dem vorhergehenden.

§. 12.

Die Musik bringt in der Seele und dem Körper Veränderungen hervor.

Ich habe öfters eine Vocal- und Instrumental-Musik angehöret und bey der letztern wahrgenommen, daß die Tone dergestalt mit einander verbunden waren, daß sie dasjenige dem Gemüthe beybrachten, was die Sänger durch Worte schon ausgedruckt hatten. Und das muß jederzeit beobachtet werden, wenn die Musik die Zuhörer bewegen soll. Heut zu Tage giebt es noch dergleichen geschickte Musici und Componisten, welche bloß durch die künstliche Vermischung der Tone die Leidenschaften zu erregen wissen. Vor einiger Zeit war zu Venedig ein Lautenschläger, welcher durch seine Musik die Zuhörer zu einer jeden Leidenschaft, zu der er wollte, zwingen konnte. Der Doge wollte dieses an sich selbst versuchen. Zu dem Ende erregte dieser geschickte Musicus bey ihm eine solche Traurigkeit, daß er gantz melancholisch wurde. Darauf versetzte er ihn wiederum in eine grosse Freude, und das alles geschahe mit solcher Geschicklichkeit und Gewalt, daß der Doge gantz ausser sich gesetzet wurde, und die Musik nicht weiter anhören wollte. Wer in den Opern gewesen ist, der wird vielleicht

leicht an sich selbst wahrgenommen haben, wie starck die Musik in das Gemüth wircken kan. Sie macht nach ihrer verschiedenen Beschaffenheit die Zuhörer bald traurig, bald frölich. Bald treibt sie dieselben bis zur äussersten Wuth, und bald bewegt sie dieselben zum Mitleiden, daß sie sich bisweilen des Weinens kaum enthalten können. Auch so gar in dem Körper ereignen sich alsdenn viele Veränderungen. Man empfindet öfters einen starcken Schauer in der Haut, wenn man eine Musik anhöret. Die Haare richten sich in die Höhe, das Blut beweget sich von aussen nach innen, die äussern Theile fangen an kalt zu werden, das Hertze klopft geschwinder, und man hohlt etwas langsamer und und tiefer Othem. Alle diese Veränderungen werden stärcker, schwächer und hören entweder auf, oder es kommen andere an ihrer Stelle, nachdem die Musik verändert wird. Das artigste aber hierbey ist dieses, daß viele, welche sich gar nicht auf die Musik geleget haben, bisweilen mit der Hand, dem Fusse oder Kopf den Tack führen, und nicht einmal wissen daß sie solches thun.

§. 13.

Wenn man das alles überleget, so wird niemand zweifeln, daß die Musik geschickt sey die Affecten zu erregen. Indessen will ich mich bemühen

Wie die Musik Affecten erregen kan.

mühen dieses aus der Erklärung der Musik begreiflich zu machen. Ich habe gesagt, daß sie eine Wissenschaft sey die Tone mit einander zu verknüpfen §. 11. Wenn also die Tone so verbunden werden, daß mehrere Consonantien als Dissonantien bey einander sind, oder auf einander folgen, und daß die Dissonantien sehr wohl angebracht worden sind, so werden in der Seele sehr viele angenehme Empfindungen entstehen. Kömmt nun die Menge der Instrumenten hinzu, so werden diese Empfindungen sehr lebhaft, und das geschiehet um so vielmehr, ie stärcker sie klingen. Die Aufmercksamkeit vergrössert sie auch um einen guten Theil, wenn sie darauf gerichtet wird, und da sie nicht wircket, wenn sie nicht zugleich viele Erkenntniß-Kräfte in Bewegung setzt, so geschiehet es sehr leichte, daß die untern Erkenntniß-Kräfte der Seele rege gemacht und angestrenget werden, diese angenehme Empfindungen zu einem grösern Grade der Lebhaftigkeit zu erheben. Die Einbildungskraft bringt nach dem Gesetze, so ihr die Natur vorgeschrieben hat, viele andere angenehme Empfindungen hervor, die mit den gegenwärtigen eine Aehnlichkeit haben. Die Vorhersehungskraft stellt entweder den Gegenstand der zukünftigen Leidenschaft oder doch die guten Folgen desselben vor, und in beyden Fällen ist die Einbildungskraft wiederum wircksam. Der Geschmack oder das Vermögen die Vollkommenheiten und Unvollkommenheiten

auf

auf eine sinnliche Art zu erkennen thut hierbey das vornehmste. Er entdeckt in den angenehmen Empfindungen noch mehr vollkommenes und unvollkommenes und vergrössert also das Vergnügen und Mißvergnügen um einen mercklichen Grad. Da nun auf solche Weise die angenehmen Empfindungen ungemein groß, lebhaft, anschauend und lebendig werden können, da ferner eine iede Vorstellung eine Begierde wircket, so kan auch eine heftige verworrene Begierde, das ist, eine angenehme Leidenschaft selbst entstehen. Ein Componist, der durch die Vermischung der Tone seine Zuhörer bewegen will, muß die Verhältniß wissen, welche sie untereinder haben. Er muß die Tone dergestalt verknüpfen, daß sie in einer gantz anderen Verhältniß stehen, wenn er eine Traurigkeit erregen will, als dieienige ist, welche einen angenehmen Affect hervorbringen soll. Gesetzt demnach, die Tone wären also verbunden, daß ihre Verhältnisse viele unangenehme Empfindungen ausdruckten, so wird die Seele dadurch auf die vorgedachte Art in einen unangenehmen Affect gesetzt werden können.

§. 14.

Ich habe die Entstehungsart der Leidenschaften bey der Musik auf die Art erkläret, wie solches der gelehrte Herr Magister Meier in seiner Theo- | Die Einbildungskraft kan bey der reti-

Musik alleine einen Affect erregen.

retischen Lehre von den Gemüthsbewegungen gethan hat. Indessen darf man nicht meinen, als wenn die Seele diese Ordnung nothwendig und allezeit beobachten müsse, wenn sie durch die Musik bewegt werden soll. Nein, das ist gar nicht nöthig. Man setze, Sempronius wäre in einer angenehmen Gesellschaft gewesen, wo er eine Musik angehöret, die eben nicht die beste gewesen und es werde ihm ein Wechsel gebracht, daß er seine Schulden bezahlen könnte, ich bin gut davor, dieser gute Herr wird recht vergnügt, lustig und aufgereimt seyn, wenn er ein andermahl auch nur eine schlechte Musik höret. Aber das macht, die Einbildungskraft stelt ihm alsdenn das ehemahlige Vergnügen vor, so er gehabt hat und erweckt eine Menge vergangener Vorstellungen, die damit sind verknüpft gewesen. Und hieraus läßt sich begreifen, warum manche Personen bey einer gewissen Musik in eine ungemeine Traurigkeit oder Freude gesetzet werden. Ja man kan sagen, daß viele Gemüthsbewegungen auf diese Art durch die Musik erreget werden. Wer bey dem Todte eines nahen Anverwandten oder eines andern guten Freundes, den er bey seinem Leben hertzlich geliebet, ein Sterbelied oder eine Trauermusik gehöret hat, der wird zu einer andern Zeit, wenn er wiederum eine solche Musik höret, gantz traurig und wehmüthig werden, und wohl gar eine grosse Thränenfluth vergiessen, da hingegen

ein

ein anderer, dem dergleichen Unglück nicht wiederfahren ist, entweder gantz unbeweglich dabey ist, oder doch nicht sehr gerührt wird. Man wird mir dieses um so viel eher zugestehen, wenn man die Entstehungsart derjenigen Kranckheit betrachtet, welche aus einem sehnlichen Verlangen sein Vaterland wieder zu sehen herrühret und das Heimweh genennet wird. Die, so gemeiniglich damit geplaget werden, sind die Schweitzer, nicht aber alle, sondern nur diejenigen, welche zärtlich erzogen worden, beständig bey ihren lieben Eltern zu Hause geblieben, und gar nicht, oder doch sehr selten unter Leute gekommen sind. Müssen nun diese guten Leute ihr Vaterland mit dem Rücken ansehen, so kan man leicht gedencken, wie nahe es ihnen gehen muß, wenn sie mit andern und fremden Personen umgehen und ihre Lebensart verändern müssen. Das seltsamste aber ist, daß ihnen das Heimweh durch einen gewissen Gesang, den sie den Kühe-Reyhen nennen und sehr ofte zu Hause gehöret haben, erregt wird. Ihre Landesleute, die schon das Leben in der Fremde gewohnt sind, pflegen ihn anzustimmen, ohne Zweifel um die neuen Ankömmlinge zu spotten. Es ist dieses sonderlich in Franckreich Mode, da die alten Schweitzer, welche daselbst als Soldaten dienen, die neu angeworbenen von ihrer Nation mit dieser Musik zu bewillkommen pflegen. Weil aber daraus viel Übel entstanden ist, und die meisten

meisten das Heimweh bekommen haben, so ist man genöthiget worden, selbige zu verbieten.

§. 15.

Warum die Musik in verschiedenen Personen verschiedene Wirckungen hervorbringet.

So gewiß es ist, daß die Musik das Gemüth bewegen kan, so ist doch hieraus noch nicht klar, warum dieselbe in verschiedenen Personen gantz verschiedene Wirckungen thut. Der eine wird von einer Musik gerührt, der andere nicht. Diesem gefällt mehr eine traurige als lustige Musik, und jener hat an einer lustigen Musik mehr Vergnügen als an einer traurigen. Woher kommt das? Das meiste kömmt hier auf die Verschiedenheit des Geschmacks, des Temperaments und andere Umstände an. Wer keinen Geschmack an der Musik findet, kan davon nicht gerühret werden. Es kan seyn, daß ein solcher in seiner Jugend bey der Musik übel ist tractiret worden, oder daß ihm sonst etwas wiedriges dabey begegnet ist, welches ihm ein starckes Mißvergnügen verursachet hat, so hernach so ofte wieder entstehet, als er eine Musik höret. Wer einen grössern und stärckern Geschmack an der Musik hat, entdeckt nicht nur mehrere und grössere Vollkommenheiten als ein anderer, der einen kleinern besitzt, sondern seine Vorstellungen sind auch klärer, lebhafter und lebendiger. Er wird demnach viel stärcker, durch eine gute Musik

Musik gerührt und in einen grössern Affect gesetzt als ein anderer. Man siehet dieses an geschickten und geübten Musicis. Diese finden an einem schönen musicalischen Stücke ein ungemein Vergnügen, da hingegen ein anderer sich gar wenig daraus macht. Gesetzt also, daß der Geschmack bey gewissen Personen verschieden ist, so kan der eine in einer Musik viele Vollkommenheiten antreffen, die der andere entweder gar nicht sieht oder wohl gar für Unvollkommenheiten hält. Und daher läßt sich begreifen, warum eine Musik den einen vergnügt, dem andern aber mißfält. Zwey Musici von verschiedenen Nationen, als ein Franzose und Italiäner werden sehr selten in Beurtheilung der Schönheit eines musicalischen Stücks einerley Meinung haben. Woher sollte aber dieses anders kommen, als von der Verschiedenheit des Geschmacks?

§. 16.

Das Temperament muß hier gleichfals in Erwegung gezogen werden. Ein Sangvineus liebt eine lustige Musik, und wird dadurch leichte in einen angenehmen Affect gesetzet, der Melancholicus aber wird davon gar nicht gerühret. Das macht, jener ist mehr zu angenehmen, dieser aber zu unangenehmen Leidenschaften aufgelegt. Die Lehre von den Temperamenten ist

| Fortsetzung des vorhergehenden. |

so

so ungegründet und ungewiß nicht, als man sie insgemein davor ausgiebt. Geschickte Naturlehrer und Artzneygelehrten haben sie bereits von den mehresten Schwierigkeiten befreyet und in ein grösseres Licht gesetzet. Ich kan mich vorietzo nicht in eine weitläuftige Betrachtung deswegen einlassen, sondern will nur beyläufig erinnern, daß mit einem ieden Temperamente eine besondre Einschränckung und Verhältniß sowohl der Erkänntnißkräfte der Seele, als der Begehrungs- und Verabscheüungskräfte verknüpft ist. Es muß also eine Begehrungs- und Verabscheüungskraft unter allen übrigen die stärckste seyn, und da man diese die Hauptneigung nennt, so wird ein iedes Temperament seine besondre Hauptneigung haben. Gesetzt demnach, es würde durch die Musik eine solche Gemüthsbewegung erregt, welche die Hauptneigung vermehrt und vergrössert, wie starck und wie heftig wird sie nicht werden, und wie leicht würde sie nicht bis zur äussersten Wuth anwachsen? Ja, was noch mehr, die Hauptneigung befördert alle die Leidenschaften, so mit ihr übereinstimmen, und darum müssen dieselben nicht nur viel leichter und geschwinder entstehen; sondern auch stärcker und heftiger werden, als andere, so ihr entgegen gesetzt sind. Und was ist alsdenn leichter geschehen, als daß die Einbildungen und Vorhersehungen mit den Empfindungen verwechselt werden, und eine Raserey und Wahnwitz entsteht? Ich habe in dem
Journal

Journal Heinrichs des dritten von Sancy gelesen, daß ein berühmter Musicus Glaudin genannt ein gewisses Stück, so nach der Prygischen Tonart (modus musicus) verfertiget war, musiciret hat, dadurch ein iunger Herr von Adel, in die größte Verwirrung und gantz ausser sich gesetzt wurde. Er griff zum Degen, und schwur überlaut, er müßte sich mit aller Gewalt herumschlagen. Der König erschrack hierüber, weil er nicht wußte, woher solches rührte, bis endlich Glaudin zu ihm sagte, daß seine Music hieran Schuld wäre, und damit er ihn desto besser hiervon überführen möchte, so spielete er ein anderes Stück nach der Unterprygischen Tonart, welches seinen Wuth nach und nach verminderte, und sein Gemüth wiederum beruhigte. Eben das soll sich auch mit dem Könige in Dännemarck, Erico bono, zugetragen haben. Es kam ein berühmter Musicus zu ihm, welcher sich rühmte, die Gemüther seiner Zuhörer durch seine Musik in solche Bewegung zu setzen, daß sie gantz ausser sich gerathen sollten. Der König war sehr begierig dieses anzusehen, und ließ zu dem Ende alles Gewehr bey Seite thun, damit keiner dem andern einigen Schaden zufügen möchte. Der Musicus fieng also eine ungemein gravitätische Melodie an, und die Zuhörer wurden ungemein traurig. Das dauerte so lange, bis er eine lustigere und angenehme Melodie anfieng, welche die entstandene Traurigkeit völlig unterdruckte,

druckte, und hingegen eben ein so starckes Vergnügen erregte. Da nun diese letztere Musik fortgesetzt und immer stärcker wurde, so verursachte sie endlich in den Gemüthern eine solche Veränderung, die mehr einer Raserey als Verwirrung ähnlich war. Selbst der König brach durch die Thür, grif zum Degen und brachte von den umstehenden vier ums Leben. Ja, er würde noch mehr getödet haben, wenn er nicht mit Gewalt davon wäre abgehalten worden.

§. 17.

Die Leidenschaften haben ihre Töne, dadurch sie sich an Tag legen.

Die Leidenschaften geben sich durch allerhand Zeichen zu erkennen, und zu denselben gehören auch die Veränderungen der Stimme. Was die letztern Zeichen betrift, so hat sie der gelehrte Herr Professor Gottsched in seiner critischen Dichtkunst sehr artig beschrieben, und ich werde mir die Freyheit nehmen, mich seiner Gedancken hier zu bedienen. Die Veränderung der Stimme ist bey einer Leidenschaft nicht so wie bey der andern. Die Traurigkeit offenbaret sich durch das Weinen und die Freude durch das Frolocken und Lachen. Was ist aber das Weinen anders als ein Klagelied, welches das Mißvergnügen ausdrucket, und was ist das Lachen und Frolocken anders als eine Art freudiger Gesänge und ein Ausdruck des Vergnügens, so in der Seele herrschet? Seüfzen,

Seufzen, Aechzen, Klagen, Schelten, Bewundern u. s. w. alles das geschiehet mit einer besondern Veränderung der Stimme. Die Stimme kan sich nicht verändern, wenn nicht zugleich die Tone abgewechselt werden. Man kan also sagen, daß die Leidenschaften gewisse Tone haben, dadurch sie sich an den Tag legen.

§. 18.

Da nun einige Tone diese oder jene Gemüthsbewegung ausdrucken §. 17. so werden auch einige Tone geschickter seyn eine gewisse Leidenschaft zu erregen, als andere. Die Herrn Componisten werden dieses am besten wissen, was vor Tone und wie man sie vermischen müsse, wenn sie eine Leidenschaft hervorbringen sollen. Ich kan mich in diese Betrachtung nicht einlassen, weil ich die Kunst zu componiren nicht verstehe. Mir ist genug, daß ich weiß, daß dieses so seyn müsse. Die Erfahrung kan auch dieses alles rechtfertigen. Die weichen Tone klingen sittsam und traurig, die harten munter scharf und lustig. Jene können leichter die Traurigkeit, Demuth, Liebe und Zärtlichkeit erregen, diese aber sind mehr geschickt die Freude auszudrucken. Die kleine Tertie macht traurig, die grosse aber frölich. Eine Musikleiter ist an sich schon geschickter vielmehr diese als eine andere Leidenschaft zu erregen. Man thue noch

Einige Tone erregen einen Affect leichter als den andern.

dasjenige hinzu, was der gelehrte Herr Professor Gottsched in der schon angeführten Critischen Dichtkunst hiervon schreibet. Die geschwinde Abwechselung wohlzusammenstimmender scharfer Töne klingt lustig, die langsame Abänderung gezogener und zuweilen übellautender Töne klingt traurig. Man hört es, fährt er fort, an einem musicalischen Instrumente schon, ob es munter oder kläglich, troßig oder zärtlich, rasend oder schläfrig klingen soll, und geschickte Virtuosen wissen ihre Zuhörer zu allen Leidenschaften bloß durch die künstliche Vermischung der Töne zu zwingen.

§. 19.

Von der Einrichtung der Melodie nach dem Texte und den Gesängen.

Ein Dichter will nicht nur seine Leser und Zuhörer auf eine belustigende Art überreden, sondern auch ihre Gemüther in Bewegung setzen. Sein vornehmstes Geschäfte ist, bald diese bald jene Leidenschaft zu erregen, oder zu unterdrucken, nachdem es seine Absicht erfordert. Ein Componist bemüht sich ebenfals die Zuhörer zu vergnügen und ihre Gemüther zu bewegen. Wer wollte also zweifeln, daß die Musik und Dichtkunst nicht einerley Absicht hätten? Wenn demnach der Dichter durch Worte einen Affect ausgedrucket hat, so wird ein Componist die Töne dergestalt vermischen müssen, daß solche Verhält=

hältniſſe herauskommen, welche eben das auszudrücken geſchickt ſind. Eine traurige Ode und luſtige Melodie ſchicken ſich nimmermehr zuſammen. Die Melodie muß nach dem Texte eingerichtet ſeyn. Wir ſehen dieſes an den Kirchengeſängen. Einige verurſachen eine Traurigkeit, andere eine Freude. Manche machen behertzt, etliche bewegen zum Mitleiden, und andere erregen die Andacht. Ich könnte viele Lieder zum Beyſpiele anführen, alleine ich halte es nicht für nöthig, indem einem ieden ſchon ſelbſten ſehr viele einfallen werden. Und bey allen denen wird man finden, daß die Melodie ſehr wohl nach dem Texte eingerichtet iſt. Der Text druckt eine gewiſſe Leidenſchaft aus, die Melodie thut eben daſſelbe durch die Verknüpfung der Tone. Sie vereinigen ihre Kräfte zuſammen, und was iſt es alſo Wunder, daß ſie in den Gemüthern einen ſo lebhaften Eindruck machen und verſchiedene Leidenſchaften erregen. Ein wohlgeſetzter Text eines Liedes vergnüget zwar den Leſer und Zuhörer, aber doch nicht ſo, als wenn er mit einer darzu geſchickten Melodie verbunden wird. Indeſſen wiſſen doch geſchickte Componiſten in den Inſtrumentalſtücken die Leidenſchaften als Betrübniß, Liebe Freude, Hoffnung, Schmertz u. ſ. w. bloß durch die künſtliche Vermiſchung der Tone ſehr wohl auszudrucken, und glaube ich, daß dasienige ſehr viele an ſich wahrgenommen haben, was der geſchickte Herr Mattheſon in dem Kern melodiſcher Wiſſenſchaft

von

von sich geschrieben: Höre ich den ersten Theil einer guten Ouvertür, so empfinde ich eine sonderbare Erhebung des Gemüths; bey dem zweyten breiten sich die Geister in aller Wollust aus, und wenn ein ernsthafter Schluß folget, so samlen und ziehen sie sich wieder in ihren gewöhnlichen und ruhigen Sitz. Mich deucht, da ist eine angenehme abwechselnde Bewegung, die ein Redner schwerlich besser verursachen könnte. Vernehme ich in der Kirche eine feyerliche Symphonie, so überfällt mich ein andächtiger Schauder; arbeitet ein starckes Instrumenten Chor in die Wette, so empfinde ich eine hohe Verwunderung; fängt das Orgelwerck starck an zu brausen und zu donnern, so entsteht eine göttliche Furcht in mir; schließt sich denn alles mit einem freudigen Hallelujah, so springt mir das Hertz im Leibe; wenn ich auch gleich weder die Bedeutung dieses Worts wissen, noch sonst ein anderes der Entfernung halber verstehen sollte, ja, wenn auch gar keine Worte dabey wären, bloß durch Zuthun der Instrumente und redenden Klänge.

§. 20.

Ob die Musik die Gesundheit befördern und

Ich komme nunmehro zu einer Betrachtung, welche eine der vornehmsten ist, von der ich aber nicht wissen kan, ob sie sich einigen Beyfall zu versprechen hat. Ich habe viel-

vielmehr die größte Ursache zu glauben, daß sie vielen sehr lächerlich und ungereimt vorkommen wird, bloß deswegen, weil sie zeigen soll, daß die Musik Kranheiten verursachen und die Gesundheit befördern kan. Denn wenn das wahr wäre, wird man sagen, so würden die Artzneygelehrten sich genöthiget sehen, die Musik zu lernen, wenn sie ihre Patienten curiren wollten, und das wäre in der That eine unerhörte Sache. Es ist einmahl für allemahl eingeführt, daß man den Patienten Tropfen und Pillen giebt, und nun will man auch so gar darinnen eine Aenderung machen, und den Krancken statt der Pillen und Tropfen ein gewisses musicalisches Stück vorspielen lassen. In Wahrheit, das sollte recht artig aussehen, wenn ein Medicus vordem Bette des Patientens musiciren müßte. Das werden ohngefehr die Urtheile derjenigen seyn, welche die Gewohnheit haben, die Gedancken eines andern so weit zu treiben, als es immer möglich ist und dieselbe durch die Folgen, so sie daraus ziehen, lächerlich zu machen. Ich gönne ihnen das Vergnügen gerne. Mein größter Trost ist dieses, daß sie mir es nicht verwehren können, wenn ich die Musik für ein Mittel halte, welches die Gesundheit befördern und Kranckheiten verursachen kan. Ich bin auch nicht der eintzige, der dieses behauptet, sondern ich könte sehr viele Zeugnisse der Artzneygelehrten anführen, welche mit mir einerley Meinung haben, wenn

wenn ich wüßte, daß sie als richtige Beweise von der Warheit dieses Satzes sollten angesehen werden. Doch da ich nicht glaube, daß diese Art zu beweisen einen hiervon zu überführen hinlänglich sey, so will ich nur kürtzlich gedencken, wie sie die Wirckung der Musik in die Gesundheit und Kranckheit eines Menschens erkläret haben. Sie haben nemlich wahrgenommen, wenn zwey Saiten beysammen und auf gleiche Art gestimmet sind, daß die andere mit klinget, wenn die erstere einen Klang von sich gegeben hat, und daß dieses auch geschiehet, wenn der eine Ton eine Octave oder Quinte höher ist als der Ton der andern Saite. Sie haben ferner geglaubet, daß alle Fäserchen ihre Tone hätten, und daß sehr viele Fäserchen mit den Tonen in der Musik harmonisch wären. Daher haben sie sich eingebildet, daß die zitternden Bewegungen der Luft, welche sich bey einem ieden Tone befinden, in der in uns befindlichen Luft eben dergleichen Bewegungen hervorbrächten, welche hernach denienigen benachbarten Fäserchen mitgetheilet würden, die sie anzunehmen geschickt wären. Ich will nicht untersuchen, ob dieses gegründet sey oder nicht. Mir wenigstens deucht, daß es eben so wahrscheinlich nicht sey. Ich halte vielmehr davor, daß die Wirckungen, welche die Musik in dem Körper hervorbringet, daher rühren, weil sie Leidenschaften erregen kan §. 12. 13. Es versteht sich aber von selbst, daß sie besonders
darnach

darnach muß eingerichtet seyn. Nun ist bekannt, daß die Leidenschaften Veränderungen im Körper verursachen. Es ist ferner gewiß, daß dasienige, welches Veränderungen im Körper hervorbringt, entweder die Gesundheit desselben befördern, oder Kranckheiten erzeugen könne. Sollte also nicht die Musik geschickt seyn die Gesundheit zu befördern und Kranckheiten zu verursachen?

§. 21.

Der Einfluß der Affecten in die Gesundheit und Kranckheit eines Menschens ist so gewiß und offenbar, daß er von niemanden in Zweifel gezogen werden kan. Sie werden in angenehme, unangenehme und vermischte eingetheilet, und die Erfahrung lehret, daß die Bewegungen im Körper, welche mit denselben verknüpft sind, entweder die zum Leben und Gesundheit nöthigen Verrichtungen verhindern, oder dieselbe befördern. Die erstern sind dem Körper schädlich, die andern aber nützlich und heilsam. Die Leidenschaften, welche die erstern Bewegungen, nemlich die, so die Gesundheit befördern, verursachen, sind die angenehmen, wenn sie nicht allzuheftig sind, als das Vergnügen, eine mäßige Freude, Zufriedenheit, Vertrauen, Hoffnung und Liebe. Die andern Gemüthsbewegungen

Die Wirckung der Affecten in die Gesundheit und Kranckheit eines Menschen.

gungen aber, welche schädliche Bewegungen im Körper hervorbringen, sind die unangenehmen, vornemlich, wenn sie starck sind, als Traurigkeit, Zorn, Schrecken u. s. w. Und nun möchte ich gerne wissen, woher das Vorurtheil entstanden, als wenn alle Affecten ohne Unterschied der Gesundheit nachtheilig wären undRanckheiten verursachten. Es ist wahr, daß öfters die angenehmen Leidenschaften, welche sonst der Gesundheit sehr zuträglich sind, schädliche Wirckungen im Körper hervorbringen, wenn sie allzuheftig sind. Aber was ist daran gelegen? Thut doch die unschuldigste Artzney öfters den größten Schaden, wenn ihre rechtmäßige Dosis überschritten wird. Und eben so ist es mit den angenehmen Leidenschaften beschaffen. Ein grösserer Grad der Heftigkeit, weschen sie haben, macht nur, daß ihre Veränderungen im Körper zu starck sind und schädliche Wirckungen hervorbringen. Die Artzneygelehrten preisen sie ia ihren Patienten an, sie suchen sie in beständigen Vergnügen zu erhalten, und bemühen sich Hoffnung und Vertrauen zur baldigen Genesung zu erregen. Würden sie aber das wohl thun, wenn sie nicht wüßten, was für einen starcken Einfluß diese Affecten in die Gesundheit hätten, und wie sehr sie selbige zu befördern geschickt wären? Bey der Freude bewegen sich das Hertz und die Pulsadern stärcker, daher bekommt das Blut und die Säfte einen freyen, ungehinderten, und lebhaften Umlauf,

lauf, und die Ausdünstung und übrigen Abführungen (excretiones) gehen wohl von statten. Wer wollte also zweifeln, daß die Freude zur Erhaltung und Beförderung der Gesundheit sehr vieles beytrage. Da nun die Bewegungen der festen und flüßigen Theile bey den übrigen angenehmen Leidenschaften, von den Bewegungen im Körper, so mit der Freude verknüpft sind, beynahe gar nicht oder doch sehr wenig unterschieden sind, sondern eben so frey, lebhaft, und geschwinde von statten gehen, so werden die andern angenehmen Gemüthsbewegungen ebenfals geschickt seyn die Gesundheit zu erhalten und zu befördern. Bey der Traurigkeit hingegen geschiehet von allen den Veränderungen das Gegentheil. Das Hertz bewegt sich langsam, das Blut und die übrigen Säfte laufen nicht geschwind genug, sondern stocken sehr leichte, und die Absonderung der reinen und unreinen Theile geht nicht wohl von statten. Und eben darum ist dieser Affect der Gesundheit sehr nachtheilig und verursacht öfters sehr gefährliche Kranckheiten, vornemlich, wenn er lange anhält. Bey dem Zorne ziehen sich die innern Theile des Leibes zusammen, das Hertz beweget sich heftig, der Puls schläget stärcker, das Geblüt wird mit einer grossen Gewalt nach den äussern Theilen getrieben, die Adern schwellen auf und verursachen, daß das Gesichte roth wird und die Augen funckeln. Alle diese Bewegungen sind bey dem Schreck gerade umgekehrt.

kehrt. Die äussern Theile werden zusammengezogen, das Blut geht nach innen, die Haut wird kalt, das Gesicht blaß, das Hertz kan das Blut, weil es zu sehr überhäuft wird, nicht mit der gehörigen Gewalt forttreiben, daher entstehet das Hertzklopfen, die Bangigkeit und die Beklemmung der Brust. Aus dem allen aber erhellet, daß manche Leidenschaften verschiedene und wohl gar einander entgegengesetzte Veränderungen im Körper hervorbringen.

§. 22.

Die Musik kan nach ihrer Beschaffenheit die Gesundheit befördern und Kranckheiten curiren.

Die Musik kan angenehme Affecten erregen, wenn sie darnach eingerichtet ist §. 13. Da nun die Bewegungen im Körper, so damit verknüpft sind, die zum Leben und Gesundheit nöthigen Verrichtungen befördern §. 21, so kan die Musik in dem Fall als ein Mittel angesehen werden, das der Gesundheit sehr zuträglich ist. Und auf eben diese Weise läßt sich begreifen, wie sie geschickt werden kan, diejenigen Kranckheiten, wo nicht zu heben, doch zu lindern, welche aus einer langsamen Bewegung der Säfte ihren Ursprung nehmen, vornemlich wenn selbige von einem unangenehmen Affecte herrühren. Denn ist sie vermögend eine angenehme Gemüthsbewegung als Freude zu erregen, und diese zu unterhalten, so muß sich das
Geblüt

Geblüt geschwinder, freyer und stärcker bewegen, als vorher, und das macht eben, daß die Kranckheit nachlassen muß. Setzet, Sempronius sey vor Betrübniß gantz melancholisch geworden, und mit sehr schlimmen Zufällen geplagt. Macht ihm allerhand Ergötzlichkeiten und bemüht euch die unangenehme Leidenschaft zu dämpfen und eine entgegengesetzte nemlich eine angenehme hervorzubringen, ich bin gut davor, seine Kranckheit wird um einen guten Theil nachlassen und wohl gar gehoben werden. Das macht, die langsamen Bewegungen, welche die Zufälle verursachen, hören auf, und bekommen ihre gehörige Geschwindigkeit und Stärcke wieder. Wenn nun die Musik geschickt ist einen angenehmen Affect zu erregen, sollte sie nicht eben das ausrichten können? Es ist ja bekannt, daß aus den unangenehmen Affecten sehr viele Kranckheiten entstehen, wenn sie heftig sind. Diese hören auf, oder lassen wenigstens nach, wenn eine solche angenehme Gemüthsbewegung erregt und unterhalten wird, welche Bewegungen des Körpers verursachet, so von den Bewegungen, die von unangenehmen Affecten herrühren, verschieden oder wohl gar ihnen entgegengesetzt sind. Wir sehen dieses an Freude und Traurigkeit. Es versteht sich aber von selbst, daß die Abwechselung dieser beyden Affecten nicht so geschwind hintereinander geschehen müsse, wenn man die Gesundheit dadurch erhalten will. Gesetzt demnach, die

die Muſik wäre ſo eingerichtet, daß ſie einen angenehmen Affect erregte und unterhielte, mit dem ſolche Bewegungen verknüpft wären, die den ſchädlichen Bewegungen, ſo von einem andern Affect herrühren, entgegen geſetzt wären, ſollte ſie nicht auf dieſe Art ſehr vieles zur Wiederherſtellung der Geſundheit beytragen können?

§. 23.

Die Muſik kan die Melancholie vertreiben. In den Kranckheiten, welche von ſtarcken unangenehmen Leidenſchaften entſtehen, hat man ſowohl auf das Gemüth als auf den Körper zuſehen, und in Erwegung zu ziehen, ob ſie ſchon lange gedauret haben und eingewurtzelt ſind oder nicht. Im erſten Fall hält es ſchwer den Körper und das Gemüth wieder in Ordnung zu bringen, im andern aber geht die Cur leichter von ſtatten. Wer der Traurigkeit nachhänget, der kan leicht melancholiſch werden. Seine Einbildungskraft wird nach und nach mit lauter unangenehmen Vorſtellungen angefüllt, welche alle andere angenehme Vorſtellungen ſchwächen und unterdrucken. Geſetzt demnach, die Muſik wäre ſo eingerichtet, daß ſie viele angenehme Empfindungen verurſachte, ſo werden die unangenehmen Vorſtellungen in der Einbildungskraft viel von ihrer Lebhaftigkeit verlieren, und wenn die Aufmerckſamkeit auf die Muſik gelencket wird,

wird, durch die vielen angenehmen Empfindungen unterdruckt werden, daher das Vergnügen die Oberhand bekommen und die Melancholie nachlassen muß. Lehrt aber nicht die Erfahrung, daß dieses geschiehet? Allerdings. Eine lustige Musik macht einen traurigen und melancholischen Menschen öfters gantz aufgeraümt und vergnügt. Ja, ich habe mir so gar sagen lassen, daß sich einige derselben, wenn sie melancholisch sind, als eines Mittels bedienen, dadurch sie ihre Melancholie vertreiben. Der Verfasser des Buchs von der Historie der Musik, welches in Französischer Sprache heraus gegeben worden, meldet, daß er bey einem guten Freunde, der in Diensten bey dem Printzen von Oranien gestanden, ein klein Concert musiciren gehöret, das drey geschickte Musici verfertiget hatten, und von welchem ihm versichert wurde, daß es eine Hertzstärckung seines Herrn wäre, deren er sich bediente, die Melancholie zu vertreiben, und wenn er kranck wäre. Er sagt ferner, daß er viele vornehme Personen gekennt hätte, die sich eben dieses Mittels zur Linderung der Schmertzen im Podagra bedienet hätten. Und was darf man sich darüber verwundern? Erzehlen doch die Geschichtschreiber von dem Wendenkönige, Gilimer, daß derselbe, als er die Schlacht wieder den Belisarius verlohren und in sehr betrübten Umständen war, zu diesem General geschickt habe und sich von ihm Brodt ausbitten lassen, damit er sich des Hungers entwehren könte,

könte, ingleichen einen Schwamm um die Trähnen damit abzutrocken, und endlich auch ein musicalisches Instrument um sich dadurch in seinen Unglück zu trösten. Selbst der Herr Professor Juncker hat mir versichert, daß ein Französischer Medicus die Gewohnheit habe, seine Patienten, die in eine Melancholie verfallen sind, durch die Musik zu curiren. Solchergestalt wird man der Musik den Vorzug nicht streitig machen können, daß sie geschickt sey die Melancholie zu vertreiben und die in Unordnung gerathene Einbildungskraft in Ordnung zu bringen.

§. 24.

Die Musik kan die Einbildungskraft, so von grosser Liebe und andern Ursachen in Unordnung gerathen ist, in Ordnung bringen.

Ich habe die Liebe zu denienigen Affecten gezehlet, welche sehr geschickt sind die Gesundheit zu befördern §. 21, und das versteht sich von einer gemäßigten Liebe. Ist sie aber zu heftig und kan ihres Gegenstandes nicht theilhaftig werden, so entstehet eine grosse Traurigkeit und es ist nichts leichter, als daß der Mensch in eine Melancholie, Aberwitz und Raserey verfällt. Es geschiehet dieses bey den Personen von beyderley Geschlecht, vornemlich, wenn sie verliebt und der Wollust ergeben sind, und heißt dieser Affect bey Frauenspersonen nymphomania oder furor vterinus. Man hat vornemlich darauf zu

zu sehen, daß das Gemüth auf andere Gegenstände gelencket, und der Affect geschwächt und unterdruckt werde. Die Musik soll diese heilsame Wirckung bey einem vornehmen Frauenzimmer in Franckreich gethan haben, wie der Verfasser von der Historie der Musik meldet. Diese hat vor grosser Liebe ihre Vernunft verlohren, weil ihr Liebhaber ihr untreu geworden ist. Der Medicus, welcher sie in der Cur hatte, ließ neben ihrem Zimmer ein besondres Behältniß machen, wo sich die Musici hinstellen mußten, ohne daß sie von ihr konnten gesehen werden. Den Tag über spielten sie drey Concerten, und des Nachts solche Stücke, welche aus den besten Stellen der Opern des Herrn von Lülly genommen und überdem so eingerichtet waren, daß sie ihren Schmertz linderten und ihre Unruhe des Gemüths besänftigten. Dieses hatte kaum 6 Wochen gedauert, so kam selbiges Frauenzimmer wieder zu ihrem Verstande. Es ist gar kein Zweifel, daß der Gebrauch der Vernunft eine Zeitlang durch die grosse Traurigkeit, der sie nachgehangen hat, ist unterdruckt worden. Die Musik aber hat ihre viele angenehme und lebhafte Empfindungen verursachet, welche ihre Aufmercksamkeit dergestalt beschäftiget haben, daß die andern Vorstellungen mercklich dadurch sind verdunckelt worden. Und das hat um so viel eher geschehen können, da die Musik geschickt gewesen, einen angenehmen Affect zu erregen, wodurch nothwendig

wendig das Mißvergnügen ist geschwächt und vermindert worden. Eben dieser Verfasser von der Historie der Musik erzehlet ferner, daß ein berühmter Organist an einer heftigen Kranckheit sehr darniedergelegen, daß er immerfort rasete oder doch phantasirte. Seine Freunde, welche ebenfals Musici waren, wurden deshalb genöthiget bey ihm zu wachen und geriethen von ohngefehr auf den Einfall, ein Concert mit Stimmen und Instrumenten zu machen, damit sie nicht der Schlaf überfallen möchte. Sie hatten dieses kaum angefangen, so wurde der Patient gantz ruhig und sagte zu einem von ihnen: Du fehlst hier. Sie verwunderten sich hierüber sehr und setzten ihre Musik vierzehen Tage fort und auf solche Weise kam der Krancke zu seinem Verstande und vorigen Gesundheit wieder. Vieleicht aber wäre er auch gesund geworden, wenn man gleich die Musik nicht gebrauchet hätte, und das will ich eben nicht in Abrede seyn. Dem ohnerachtet aber hat sie doch den Nutzen gehabt, daß sie ihm ein mercklichkes Vergnügen verursachet hat, das um so viel leichter hat entstehen und vermehrt werden können, indem ein Kunstverständiger von einer Sache, die er verstehet, weit stärcker gerühret, und leichter in einen Affect gesetzet wird als ein anderer. Da nun mit dem Vergnügen solche Bewegungen im Körper verknüpft sind, die zur Beförderung der Gesundheit abzielen §. 21, so muß auch der Nervensaft und das Geblüt
eine

eine weit ordentlichere Bewegung erhalten haben, daher das Phantasiren und die übrigen Zufälle haben nachlassen müssen.

§. 25.

Die Musik ist ein unschuldiges schmertzstillendes Mittel, und eine Artzeney wider einige Kranckheiten.

In den merckwürdigen Anmerckungen über alle Theile der Naturlehre, welche in Französischer Sprache herausgegeben sind, wird gemeldet, daß ein Musicus, der ein geschickter Componist war, ein anhaltendes Fieber (febris continua) bekommen, welches sich immer verschlimmerte. Den siebenden Tag fieng er an starck zu rasen. Er schrie, weinete, erschrack, und konnte des Nachts nicht schlafen. Denn dritten Tag darauf, da das Fieber etwas nachgelassen hatte, bekam er Lust ein Concert in seiner Stube anzuhören. Ob nun gleich sein Medicus sehr ungern hierein willigte, so musicirte man ihm doch die Cantaten des Bernier vor, und so bald er die ersten Accords hörete, so gleich zeigte sich in seinem Gesichte eine Lebhaftigkeit. Er weinte vor Freuden, und hatte so lange als das Concert dauerte, das Fieber nicht, welches aber sich den Augenblick einfand, als die Musik aufhörete. Man setzte also dieselbe täglich fort, und man nahm allemahl diese bewunderswürdige und heilsame Wirckung wahr, dergestalt, daß der Patient nach 10 Tagen

gen völlig gesund worden war. Sonst hatte man nichts weiter gebraucht, als daß man eine Ader am Fuß hat öfnen und eine grosse Menge Bluts herauslaufen lassen. So gewiß diese Begebenheit ist, so zweifle ich doch, ob sie hinreichend seyn möchte, den Nutzen der Musik in den Kranckheiten zu beweisen. Die Fieber, wird man sagen, sind ohnedem solche Kranckheiten, da die Artzeney das wenigste ausrichten kan, sondern da alles auf eine starcke Natur und gute Beschaffenheit des Cörpers ankömt, wenn sie ein erwünschtes Ende nehmen sollen. Wer wüßte ob der Krancke nicht gestorben wäre, wenn man ihm keine Ader geöfnet hätte. Ich will dieses einräumen, weil man hierzu einigen Grund hat. Man wird aber auch hinwiederum so höflich seyn und mir zugestehen, daß die Musik die Dienste eines unschuldigen schmertzstillenden Mittels gethan. Es ist ja mehr als zu wohl bekannt, wie schädlich und gefährlich diejenigen Artzeneyen sind, wodurch man dem Krancken eine Erleichterung seiner Schmertzen zu verschaffen sucht. Sie schwächen die Natur und machen das Ubel ärger. Alles dieses fällt bey der Musik gantz und gar weg. Der Schmertz ist nichts anders als eine unangenehme und lebhafte Empfindung, und es ist gar kein Zweifel, daß das heftige Fieber dem Patienten viele starcke und unangenehme Empfindungen, das ist, sehr grossen und vielen Schmertz verursacht habe, wie dieses aus den
ange-

mit der Artzneygelahrheit.

angeführten Zufällen genugsam erhellet. Die Lebhaftigkeit des Gesichts, das muntere und vergnügte Gemüth geben sattsam zu erkennen, daß die Musik durch ihre angenehme und lebhafte Empfindungen die heftigen unangenehmen Empfindungen geschwächt und unterdrucket hat, und da das Vergnügen, so daher entstanden, sehr lebhaft und starck gewesen ist, und eine Freude verursachet hat, so sind auch darauf solche Bewegungen im Körper erfolget, welche die zum Leben und Gesundheit nöthigen Verrichtungen befördert haben, dadurch die Grösse der Kranckheit nothwendig einigermassen ist vermindert worden §. 21. Man wird daran nicht zweifeln, wenn man bedenckt, daß ein freudiges und vergnügtes Gemüthe sehr geschickt ist, die Gesundheit zu befördern und dieselbe, wenn sie verlohren gegangen, wieder herzustellen. Wir sehen dieses an denienigen, welche während ihrer Kranckheit traurig und niedergeschlagen sind, und deswegen selten mit dem Leben davon kommen. Solchergestalt hat die Musik im gegenwärtigen Falle einen doppelten Nutzen gehabt, einmahl, daß sie die Schmertzen des Patienten gestillet hat, zum andern, daß sie vermittelst der Freude, so sie erreget hat, solche Bewegungen im Körper verursachet, welche die Gesundheit befördert und die Kranckheit vermindert haben. Was das letztere betrift, so könnte man mir einwenden, daß die Bewegungen mehr Schaden als Nutzen gethan hätten. Denn ich habe gesagt,

gesagt, daß sich bey der Freude das Hertz starck beweget, und der Umlauf der Säfte lebhaft und geschwind geschiehet §. 21. Nun findet sich dieses alles auch bey dem Fieber und zwar in einem grössern Grade. Derowegen ist die Bewegung der festen und flüßigen Theile ungemein vermehrt worden, und folglich dem Körper mehr schädlich als nützlich gewesen. Aber das ist weit gefehlt. Denn die Artzneygelehrten haben erwiesen, daß zwischen den Nerven=Arterien= und Muskel=Fäserchen eine Harmonie sey, wenn der Mensch gesund ist, und daß sie sich alsdenn in Ansehung ihrer Dicke, Länge und Spannung in harmonischer Proportion befinden. Nun entsteht das Fieber, wenn die Nervenfäserchen einen stärckern Ton bekommen, das ist, wenn sie zusammen gezogen werden. Soll es demnach aufhören, so müssen die übrigen Arten der Fäserchen als die Arterien= und Muskelfäserchen eben einen so starcken Ton bekommen. Geschiehet das bald, so verläßt das Fieber den Patienten in kurtzer Zeit; hingegen währet es desto länger, ie mehr Zeit nöthig ist, daß die Harmonie der Fäserchen wieder hergestellt wird. Das Vergnügen und die Freude, so die Musik erreget, hat verursachet, daß sich das Hertz und die Pulsadern stärcker beweget haben §. 21. Da nun diese Bewegungen nicht geschehen können, wenn nicht die Arterienfäserchen einen stärckern Ton bekommen haben, so ist wohl kein Zweifel, daß die Freude in dem Fieber den Ton der Arterienfäser=

fäserchen vermehret hat. Habe ich mir doch vor gewiß sagen lassen, daß dieser Affect eine stärckende Krafft besitzet. Wie wollte aber das möglich seyn, wenn er nicht den Ton der Fäserchen vergrössern könnte? Wenn nun das ist, so begreift man leichte, daß die Musik auf solche Weise vieles zur Wiederherstellung der Gesundheit beygetragen habe. Wollte aber jemand daraus schliessen, daß die Musik allezeit dergleichen Wirckungen hervorbringen müßte, so sieht man wohl, daß dieser Schluß so unrichtig ist, daß ich nicht nöthig habe ihn zu wiederlegen. In dem bereits angeführten Buche findet sich noch ein ähnliches Exempel von einem Tantzmeister, welcher sich durch das Tantzen so sehr erhitzet hatte, daß er in eine Schlaffsucht und hefftiges Fieber verfiel. So offt er einmahl erwachte, fieng er an zu rasen und zwar so, daß er kein Wort redete. Zu allem Glücke war jemand gegenwärtig, welcher die vorige Historie in den Memoires de l' academie des sciences gelesen hatte. Der dachte ihm also durch eben das Mittel nemlich durch die Musik zu helfen und trug solches dem Medico vor. Dieser mißbilligte zwar seinen Rath nicht, besorgte aber doch mehr, daß diese Sache einen lächerlichen Ausgang gewinnen möchte. Ein andrer guter Freund, der den Patienten bewachte und dabey so sorgfältig nicht wahr, nahm seine Violine und spielte ihm darauf einige Stücke vor. Man hielte diesen für weit närrischer als den Krancken ecken im Bette, und fieng an auf ihn zu schimpfen und zu lästern, als man wahrnahm, daß er sich aufrichtete, im Bette hinsetzte als einer, der durch etwas angenehmes gantz ausser sich gesetzt worden, und mit den Armen den Tact führete. Wenn man ihm selbige hielte, so gab er durch die Bewegung des Kopfs sein Vergnügen zu erkennen. Die, so um ihn herum waren, merckten dieses, und liessen allmählig von der Gewalt nach, womit sie ihn hielten. Darauf verfiel er in einen Schlaf und bekam eine Crisis, wodurch er von seiner Kranckheit befreyet wurde.

§. 26.

Ob die Musik in andern Kranckheiten die Schmertzen stillet?

Ich habe in dem vorhergehenden Absatze erwähnet, daß die Musik ein schmertzstillendes Mittel sey. Es fragt sich also, ob sie auch nicht eben die Dienste in andern Kranckheiten verrichten könne, und warum nicht? Schreiben doch die alten berühmten Artzneygelehrten als Galenus und Coelius Aurelianus, daß man zu ihrer Zeit die schmertzhaften Oerter des Leibes besungen habe. Ohne Zweifel ist dabey sehr viel Aberglauben und Betrügerey vorgegangen, und darüber darf man sich nicht verwundern. Es ist ja heut zu Tage der Aberglaube noch nicht völlig aus der Medicin verbannet, wie kan man denn verlangen, daß

daß die alten Zeiten davon sollen befreyet gewesen seyn? Wie viele sind nicht noch ietzo so gewissenhaft, daß sie alten Frauenspersonen niemahls nicht als im abnehmenden Mond die Aderlaß rathen, wenn auch gleich mit der Verzögerung die Lebensgefahr verbunden ist. Aber deswegen bleibt das Aderlassen doch ein Mittel, das die Gesundheit wieder herstellen und Kranckheiten verursachen kan, nachdem es gebrauchet wird. Die Wurtzeln, welche in die Artzneyen kommen, müssen an gewissen Tagen ausgegraben werden, denn sonst thun sie keine Wirckung, anderer Alfantzereyen mehr zugeschweigen. Es ist also gewiß, daß die Wirckungen, wenn sie von der Musik hervorgebracht worden sind, ihre gewisse und hinreichende Ursachen müssen gehabt haben. Der Herr Professor Albrecht bemüht sich in seinem Tractat von den Wirckungen der Musik in menschlichen Körper zu erweisen, daß dieselbe in vielen Kranckheiten die Schmertzen lindere und führt zu dem Ende viele Zeugnisse der Artzneygelehrten an, daß solches wircklich geschehen sey. So meldet er, daß sich viele, so die Gicht gehabt haben, derselben zur Linderung der Schmertzen bedienet hätten als der Hertzog von Bayern, Albert, der mit dem Podagra sehr beschweret war, und andere, die mit dem Hüftwehe geplaget gewesen. Und warum sollte das nicht geschehen? Ist die Musik geschickt viele angenehme und lebhafte Empfindungen zu erregen, so kan sie die unangenehgenehmen lebhaften Empfindungen schwächen und unterdrucken, folglich muß der Schmertz nachlassen. Da nun die Kranckheiten vielen Schmertz verursachen, so sehe ich nicht ab, warum sie nicht eben diese Wirckung in denselben thun sollte. Nur das ist das schlimmste, daß solches nicht Mode ist. Diese ist eine so strenge Tyrannin, daß sie ihre Verächter mit Schimpf und Hohn bestrafet, und ich würde eben das zugewarten haben, wenn ich nicht wüßte, daß es bloß mein Vorsatz gewesen zu zeigen, wie die Musik die Schmertzen stillen könnte, nicht aber zu behaupten, daß man sie bey den Kranckheiten in dieser Absicht iederzeit gebrauchen solle.

§. 27.

Was die Musik bey denienigen vor Wirckung thut, so von den Tarantulen gebissen worden.

Ich komme nunmehro zu der Wirckung, welche die Musik bey denienigen hervorbringet, so von den Tarantulen gebissen worden. Zu dem Ende will ich diese Begebenheit hierher setzen, so, wie uns dieselbe der berühmte Bagliv erzehlet. Die Tarantulen sind eine Art Italiänischer Spinnen, und ohngefehr so groß als eine Eichel oder etwas grösser. Sie haben acht Augen und eben so viel Füsse. Vorne am Kopfe sind zwey kleine Rüssel, welche sehr spitzig zugehen und leicht in die Haut hineindringen. Sie sind vermuthlich die Röhren, dadurch das Gift herausfließt. Ihr gantzer Körper

per ist mit Haaren bewachsen, und die Farbe verschieden. Einige sehen aschenfarbig aus, einige weißlich, andere schwärtzlich und noch andere haben sternförmige Flecken. Sie führen nicht in einer ieden Landschaft von Italien, und in einer ieden Jahreszeit Gift bey sich, sondern nur in Apulien und im Sommer, vornemlich, wenn die Hundes-Tage sind. Stechen sie im Winter, so thun sie keinen Schaden. Auch sogar dieienigen, welche sich in den Gebürgen um Apulien herum aufhalten, sind nicht schädlich, sie mögen stechen, zu welcher Zeit sie wollen, sondern nur die, welche in Feldern sind und im Sommer stechen. Vermuthlich kömmt dieses, daß sie nur zur Sommerszeit Schaden thun, daher, weil durch die Sonnenhitze ihr Gift feiner, flüchtiger und wircksamer gemacht worden ist. Man will auch angemercket haben, daß ihre Bisse nicht allein im Sommer, sondern vornemlich zu der Zeit, wenn sie sich zusammen paaren, giftig sey. Es kan seyn, daß dieses nicht ungegründet ist, indem zu derselbigen Zeit alle Säfte heftig beweget werden. Der Biß einer Tarantul verursachet keine andere Empfindung, als dieienige ist, wenn eine Biene sticht. Aber der verletzte Theil bekommt rund herum einen Circkel von bläulicher, schwartzer, gelber oder anderer Farbe, und schmertzet entweder ungemein sehr, oder verlieret alle Empfindung. Kurtz hernach schwillt er auf und verursachet grosse Schmer-

Schmertzen. Einige Stunden nach dem Stich überfält dieienigen, welche gestochen worden, eine grosse Hertzensangst, und heftige Traurigkeit. Das Athemhohlen wird ihnen ungemein schwer, ihre Augen sehen gantz verwirret aus, sie klagen mit beweglicher Stimme, und wenn sie von den umstehenden gefraget werden, wo es ihnen schmertzet, so antworten sie entweder gar nicht, oder weisen mit dem Finger auf die Brust, um dadurch anzuzeigen, daß dieser Theil vornemlich sehr viel litte. Endlich fallen sie zur Erden nieder, alle Kräfte verlieren sich, der Gebrauch der Sinnen höret auf, kurtz, sie liegen gantz unbeweglich und wie todt. Alle diese Zufälle sind zwar die gewöhnlichsten, aber nicht bey allen eben so. Sie sind nach der Beschaffenheit der Tarantulen, welche gestochen haben, und nach den Umständen, worinnen sich der Krancke befindet, sehr unterschieden. Die meisten nehmen sehr wunderliche Handlungen vor. Sie sind gerne um die Gräber der Verstorbenen oder vor sich alleine, und legen sich auf die Todtenbahre, als wenn sie gestorben wären, oder springen gar in einen Brunnen. Einige weltzen sich im Kothe herum, wie die Säue, und finden daran ihr größtes Vergnügen. Einige aber verlangen, daß man sie bald an diesen bald an ienen Orte schlagen solle. Die Frauenspersonen legen alle Schamhaftigkeit ab und nehmen viele unanstänständige Handlungen vor. Alles, was man dagegen braucht, ist vergebens. Nur die Musik ist das sicherste und heilsamste Mittel. Es müssen aber sowohl das Stück, welches musiciret wird, als auch die Instrumente in Ansehung verschiedener Patienten verschieden seyn. Daher müssen die Musici ein Instrument nach dem andern nehmen, und bald dieses bald ienes Stück darauf spielen, bis sie auf ein Instrument und ein Stück kommen, welche ihnen gefallen, und alsdenn lassen sogleich die erwehnten Zufälle etwas nach. Der Krancke fängt an seine Finger, Hände, Füsse und allmählig die übrigen Glieder zu bewegen, er richtet sich in die Höhe und fängt an zu tantzen. Dieses dauert ohngefehr zwey bis drey Stunden, hernach legt man ihn ins Bette, damit er den Schweiß, in welchen er durch das Tantzen gerathen ist, völlig abwarten und sich von seiner Müdigkeit etwas erholen könne, daher man ihm zu dem Ende einige dünne und verdauliche Speisen giebt. So bald dieses geschehen ist, fängt er wieder an zu tantzen, und man verfähret mit ihm eben so, wie ich gesaget habe. Das währet so lange, bis die erwähnten Zufälle etwas nachlassen, welches gemeiniglich den andern, oder dritten, selten aber den sechsten Tag hernach geschiehet. Das wunderbarste hierbey ist dieses, daß sie alle Jahre gemeiniglich um die Zeit, da sie die Tarantul gebissen

sen hat, wieder die obige Zufälle bekommen, und wenn sie dieses mercken, so müssen sie alsobald wiederum zur Musik und zum Tantzen ihre Zuflucht nehmen, sonst sind sie das gantze Jahr hindurch nicht gesund.

§. 28.

Was vor Wirckungen das Gift der Tarantulen und die Musik in dem Körper hervorbringet.

Die Gifte aus dem Reiche der Thiere wircken vornemlich in den Nervensaft, daher wird sich auch dieses von dem Gifte der Tarantulen behaupten lassen. Er bringt in demselben viele unordentliche Bewegungen hervor und verursachet, daß er in manche Theile gar nicht oder doch nicht hinlänglich genug einfließt und hingegen sich desto stärcker in andere Theile bewegt. Solchergestalt müssen nothwendig die Bewegungen in manchen Theilen sehr schwach, in andern aber sehr starck seyn und ein krampfhaftes Zusammenziehen erregen. Und hieraus lassen sich meines Erachtens die angeführten Zufälle leicht begreifen. Die zum Leben und Empfinden nöthigen Theile scheinen fast gar keinen oder doch sehr geringen Zufluß des Nervensafts zu haben. Daher bewegt sich das Hertz nicht mit der gehörigen Gewalt, das Blut wird nicht geschwind genug fortgetrieben, sondern häuft sich in der Brust an, und verursachet

sachet daselbst Hertzensangst und Beklemnung. Von eben dieser Ursache, ich meine von dem verhinderten Zufluß des Nervensafts rührt es her, daß die äusserlichen Sinnen zu ihren Verrichtungen untüchtig werden und die Empfindungen aufhören. Es kan auch leicht geschehen, daß in dem Gehirne der Nervensaft unordentlich beweget wird, und alsdenn wird die Einbildungskraft in Unordnung gebracht. Diejenigen, so das hitzige Fieber haben, phantasiren. Woher aber sollte das anders kommen, als weil in dem Gehirne viele unordentliche Bewegungen des Nervensafts vorgehen? Was die Musik betrift, welche man bey denienigen braucht, so von den Tarantulen gebissen worden sind, so wird sie vermuthlich so beschaffen seyn müssen, daß die Patienten ein Vergnügen daran finden. Ich schliesse dieses nicht nur daher, weil die Musick nur dasjenige Stück musiciren müssen, welches ihnen gefällt, sondern auch daraus, weil sie sogleich aufhören zu tantzen, so bald sie nur eine eintzige Dissonantz hören. Nichts aber ist leichter, als daß das Vergnügen, welches die Musik ihnen zuwege bringt, sehr lebhaft wird und ein angenehmer Affect entsteht. Nun bewegt sich bey der Freude das Hertz stärcker und der Umlauf der Säfte und des Geblüts geschiehet geschwinder §. 21. Derowegen wird auch dieses alsdenn geschehen müssen, wenn die Musik bey den-

denjenigen, so von Tarantulen gestochen worden sind, eine Freude erreget. Solchergestalt kan das Hertz das Blut mit grösserer Gewalt forttreiben und nach den äussern Theilen hin bewegen. Die Sinnen können auch wiederum ihre Verrichtung antreten, und das alles kömmt daher, weil der Nervensaft eine Direction bekommt in das Hertz und die sinnlichen Gliedmassen mehr einzufliessen. Daher läßt sich begreifen, warum die angeführten Zufälle etwas nachlassen, wenn die Patienten die Musik hören, und ich halte dafür, daß diese Wirckung grösser und mercklicher werde, je länger die Musik dauert. Die Einbildungskraft ist hierbey sehr wircksam und stellt ihnen vor, daß sie sonst bey vergnügten Zustande entweder selbst getantzet haben oder andere tantzen gesehen. Daher werden sie schlüßig eben das zu thun. Dadurch gerathen sie in Schweiß, der Gift wird aus dem Körper herausgetrieben, und das bringt ihnen ihre vorige Gesundheit wieder. Man solte meinen, als wenn die schweißtreibenden Mittel eben das ausrichten könnten, alleine die Erfahrung hat gelehret, daß dieses nicht angehe. Denn die Kranckheit hat sich nebst ihren Zufällen eben so wohl eingefunden, und ist viel heftiger als sonst gewesen. Daher sind die Patienten genöthiget worden sich auf die gewöhnliche Art curiren zu lassen, ob sie gleich viele schweißtreibende Artzneyen vorher gebraucht haben.

§. 29.

§. 29.

Ich habe die Musik bishero betrachtet, in so fern sie die Gesundheit befördern kan, und nun wäre es billig, daß ich abhandelte, wie sie geschickt sey Kranckheiten zu erregen. **Die Musik kan Kranckheiten verursachen.** Ich würde dieses auch etwas weitläuftiger ausführen, wenn mir nur einige Exempel bekannt wären, dadurch ich diesen Satz bekräftigen könnte. Indessen ist doch so viel gewiß, daß die Musik unangenehme Affecten als die Traurigkeit erregen kan, wenn sie darnach eingerichtet ist §. 13. 14. Nun zielen die Bewegungen, so damit verknüpft sind, zum Verderben des Körpers ab und sind demselben schädlich §. 21. Derowegen wird auch die Musik geschickt seyn Kranckheiten zu verursachen. Bey der Traurigkeit bewegt sich das Hertz langsam, und das Geblüt geräth leicht ins Stocken. Gesetzt demnach, die Musik wäre so eingerichtet, daß sie die Traurigkeit erregen und unterhalten könnte, wer wollte zweifeln, daß sie nicht eben dergleichen Wirckungen hervorbringen sollte? Geschiehet aber das, so können sehr leichte Kranckheiten entstehen. Man erwäge hierbey dasjenige, was ich im vorhergehenden gesaget habe, nemlich, daß geschickte Componisten durch die Vermischung der Tone die Leidenschaften folglich auch die Traurigkeit sehr wohl auszudrucken wissen.

§. 30.

§. 30.

Von der Musik der Alten.
Man findet hin und wieder in den Schriftstellern, so von den Alterthümern und vornemlich von der Musik der Alten geschrieben haben, Nachricht von sehr wunderbaren Wirckungen, so dieselbe hervorgebracht haben soll. Ich glaube daher, daß es meinen Lesern nicht unangenehm seyn wird, wenn ich ihnen das erzehlen werde, was ich hiervon gelesen habe. Es ist dieses freylich eine Sache, davon man nicht alles, was man aufgezeichnet findet, schlechterdings glauben kan. Indessen halte ich doch davor, daß man eben so wenig Grund habe alles davon zu verwerfen, wenn man nicht alle historische Glaubwürdigkeit bey Seite setzen wollte. Die Alten haben vornemlich vier Tonarten (modi musici) und dieselben bekamen ihren Nahmen von den Völckern, bey denen sie im Gebrauch waren. Die eine hieß die Dorische, die andere die Phrygische, die dritte die Lydische und die vierdte die Aeolische Tonart. Die erstere brauchten sie bey ernsthaften und wichtigen Sachen als bey der Religion, weil sie erbar und beschieden war, ernsthafte Gemüthsbewegungen erregte, und die Gemüther zur Tugend reitzte. Agamemnon und Ulysses, welche von der Wirckung dieser Musik sehr viel hielten, liessen daher alle beyde ihren

Gemah-

Gemahlinnen einen Dorischen Musicum zu Hause, als sie in den Trojanischen Krieg giengen, welcher sie vermittelst seiner Musik von den Ausschweifungen in der Liebe abhalten und in einen tugendhaften Leben erhalten sollte. Wer weiß aber, ob er nicht eben das auch ohne seine Musik hätte bewerckstelligen können? Doch es stehet einem ieden frey, er mag davon glauben, was er will. Die Phrygische Tonart hat wie man lieset, die Gemüther dergestalt bewegen können, daß sie sehr leicht in eine Raserey und Wuth gerathen sind, und die Unterphrygische Tonart hat hingegen die Unruhe des Gemüths wieder gestillet. Ein alter Musicus Timotheus hat dieses an dem Alexander versuchet. Er spielte nemlich zu der Zeit, als derselbe bey der Tafel saß, auf seiner Flöte ein Stück nach der Phrygischen Tonart. Dadurch wurde er gantz ausser sich gesetzt, daß er gantz rasend von der Tafel lief und sich herumschlagen wollte. Timotheus, welcher die Wirckung seiner Musik wahrgenommen hatte, fieng alsobald eine andere Melodie nach der Unterphrygischen Tonart an, und diese brachte den Alexander wieder zu sich selbst. Nach der Phrygischen Weise hat man hernach andere musicalische Stücke verfertiget, die man auf Instrumenten spielte und vornemlich im Kriege brauchte die Soldaten dadurch behertzt zu machen. Der Lydischen Tonart bediente man sich nur bey Unglücks-
und

und Trauer-Fällen, und des Aeolischen bey Ergötzlichkeiten als bey Liebes-Sachen und beym Trunck. Diese vier Tonarten vermischte man hernach theils dergestalt untereinander, daß neue herauskamen, theils aber that man noch andere hinzu, daß ihre Anzahl sich auf 24 belief. Man erzehlt von denselben noch mehrere Wirckungen, als die ich berührt habe und die einen in Verwunderung setzen. Soll ich meine Meinung sagen, so scheinet mir dieses eben so unbegreiflich nicht zu seyn. Man kan ja die Tone dergestalt vermischen, daß sie sehr geschickt sind eine Leidenschaft zu erregen. Gesetzt demnach, daß die Alten darauf bey ihrer Musik gesehen, und selbige öfters wiederhohlet hätten, sollte das Gemüth nicht endlich eine Fertigkeit und Gewohnheit in Hervorbringung der Leidenschaft erlangen? Freylich aber würde dieses desto leichter haben geschehen können, wenn die Verknüpfung der Tone so eingerichtet gewesen wäre, daß sie die Hauptneigung oder solche Gemüthsbewegungen erreget hätte, die mit ihr übereinstimmen. Wer kan uns aber gewiß versichern, daß die Alten hiervon nichts sollten gewußt haben? Vieleicht haben sie auch ihre Musik nicht so gemein gemacht, sondern weit seltener gebraucht, daß sie daher einen weit stärckern Eindruck in die Gemüther gemacht hat. Ja, wer weiß endlich, ob ihr Text nicht weit vernehmlicher und

so

so eingerichtet gewesen, daß die Leidenschaften dadurch recht wohl sind ausgedruckt worden.

§. 31.

Aus dem, was ich gesagt habe, erhellet schon einigermassen, daß die Alten, sonderlich die Griechen ihre Musik zu sehr verschiedenen Absichten gebraucht haben. *Von dem Gebrauch der Musik bey den Alten.* Unter andern sorgten sie hauptsächlich davor, daß die Jugend in der Musik unterrichtet wurde, blos deswegen, weil sie glaubten, sie wäre zu einer guten Auferziehung ungemein geschickt, und gewöhnte die Gemüther richtige Urtheile vom Guten und Bösen zu fällen. Vermuthlich ist die Musik besonders dazu eingerichtet gewesen. Denn warum hätte sonst Aristoteles befohlen, daß allezeit alte verständige Leute dabey seyn mußten? Diese hatten ja darauf zu sehen, daß man diejenige Musik, die beliebet worden war, bey behielte und keine andere erwehlte, die die Gemüther auf eine andere Art rühren und verändern konnte. Ich berufe mich hier auf das Zeugniß des Plutarchus, welcher von der Musik also schreibet: Wenn iemand diejenige Tonart, welche zu einer guten Auferziehung geschickt ist, mit allem Fleisse erlernet hat und in seiner Jugend mit aller Sorgfalt ist unterrichtet worden, der wird sowohl in der Musik als in andern Dingen dasjenige

jenige loben und begehren, was schön ist, und, was diesem entgegen ist, tadeln. Er wird nicht die geringste schändliche Handlung unternehmen, weil er einen so grossen Nutzen aus der Musik geschöpfet hat und sich selbst und der Republik nützlich seyn. Noch vielweniger wird er etwas ungebührliches reden oder thun, sondern allezeit den Wohlstand in Acht nehmen und sich in allen Stücken mäßigen. Bodinus meldet, die Cretenser, welche in Arcadien wohnten und sonst iederzeit sehr höflich und verträglich waren, wären gantz wilde geworden, und in beständigen Streit und Krieg verwickelt gewesen, da sie ihre Gesetze in der Musik bey Seite gesetzet hätten. Dieses kam iedermann gantz wunderlich vor, warum doch die Cretenser alleine aus allen Arcadiern so wild und barbarisch geworden wären, bis endlich Polybius unter allen zu erst wahrnahm, daß die Hintansetzung der Gesetze in der Musik hieran schuld sey. In Wahrheit eine erstaunende Wirckung der Musik, wenn sie gegründet ist. Dem sey aber wie ihm wolle. Cicero scheint mir hierinnen etwas behutsamer zugehen und sein Urtheil gefält mir weit besser, wenn er in dem andern Buche von den Gesetzen spricht: Ich bin mit dem Plato darinnen einig, daß nichts so leicht die zärtlichen und weichlichen Gemüther rühre, als die verschiedenen Tone, ihre Kraft dieselben auf zwiefache Art zu bewegen ist unaussprechlich groß.

groß. Denn sie macht die Verdrüßlichen aufgeweckt und die Aufgeweckten verdrüßlich, bald verursachet sie, daß das Gemüth in der Anstrengung seiner Kräfte nachläßt, bald aber, daß es dieselben sammlet, ia es haben sich viele Republicken sehr angelegen seyn lassen, die alte Singart beyzubehalten. Wenn sie sich durch die Zärtlichkeit verwehnet hatten, so wurden sie ebenfals durch die Musik verändert; oder wenn sie ihre strenge Lebensart anderer Laster wegen etwas bey Seite gesetzet hatten, so gefiel auch den veränderten Ohren und Gemüthern die in der Musik vorgenommene Aenderung. Und daher besorgte der weise und gelehrte Mann in Griechenland Diagondas Thebanus den Schaden, der daher entstehen konnte. Denn er sagte, die Gesetze in der Musik könnten nicht verändert werden, wo nicht eben das zugleich mit den öffentlichen Gesetzen geschähe. Ich aber bin der Meinung, daß dieses allzusehr zu befürchten noch zu verachten sey. Man siehet also hieraus, mit was vor grosser Sorgfalt die Alten auf ihre Gesetze in der Musik gehalten haben. Sie waren so strenge, daß sie eine gewisse Strafe darauf setzten, wenn iemand etwas neues in der alten Musik aufbringen wollte. Und es blieb nicht einmahl bey blossen Drohungen, sondern sie vollzogen die bestimmte Strafe wircklich. Diejenigen, welche mit den einmahl eingeführten Saiten auf den Instrumenmenten nicht zufrieden seyn wollten, sondern noch mehrere erfunden, mußten dieses zu ihrem größten Leidwesen erfahren. Dieses Unglück betraf zuerst den Phrynis, einen Schüler des Aristoclidis, und hernach den Timotheum Milesium, welcher zur Zeit des grossen Alexanders wegen seiner Geschicklichkeit auf der Cithar zu spielen sehr berühmt war. Dieser wollte gerne etwas neues haben, und war so verwegen, daß er zu den Saiten, deren weder mehr noch weniger als sieben seyn durften, noch viere hinzuthat. Solchergestalt machte er zwar eine Musik, welche weit angenehmer war und dem Gehör weit besser gefiel, die aber, wie man sagt, die jungen Gemüther zur Wollust und Zärtlichkeit anreitzte. Daher wurde er vors Gericht gebracht und mußte zur Strafe die vier Saiten mit eigener Hand abreissen, und das Land meiden. Seine Cithar wurde öffentlich aufgehängt mit der Uberschrift: weil er mehrere Saiten hat einführen wollen. Das Edict, so die Spartanische Obrigkeit bey dieser Gelegenheit gab, findet man bey dem Boethius, Joseph Scaliger, und Philipp Camerarius.

§. 32.

| Warum die Alten die Musik zur Erzie= | Ich will mich nun bemühen kürtzlich zu erklären, warum die Alten die Alten die Musik zu so verschieden Absichten |

sichten gebraucht haben. Wenn man junge Leute wohl erziehen will, so hat man die Absicht sie geschickt zu machen, daß sie gewisse Handlungen in ihrem Leben öfterer und mit grösserer Lust vornehmen, andere aber seltener oder gar nicht. Folglich muß man das Gemüth mit solchen Triebfedern versehen, die sie hierzu antreiben und gerade von der Beschaffenheit sind die Affecten. Es ist also weiter nichts nöthig, als daß man, nachdem gewisse Handlungen öfterer sollen ausgeübet werden, solche Gemüths-Bewegungen sehr ofte hervorzubringen sucht, welche die Gründe die verlangten Handlungen zu wircken in sich enthalten. Die Musik kan Gemüthsbewegungen erregen, und eine leichter als die andere, wenn sie darnach eingerichtet und die Person mehr zu dieser als einer andern Leidenschaft, aufgelegt ist. Darf man sich also wundern, daß man die Musik zur Auferziehung der Jugend gebraucht hat? Ferner so kan man öfters aus gewissen Handlungen die Triebfedern derselben, ich meine die Affecten entdecken, woher sie gerühret sind und wer weiß, ob die Alten dieses nicht wohl verstanden haben. Die Handlungen sind entweder wohl anständig und löblich gewesen, oder nicht. Sind sie es gewesen, so haben sie nur durch ihre Musik diejenige Leidenschaft, woher sie entstanden sind, öfterer hervorbringen und unterhalten

himg gebraucht haben.

halten dürfen. Sind sie es aber nicht gewesen, so haben sie weiter nichts zuthun gehabt, als denselben Affect, welcher in diese Handlungen seinen Einfluß gehabt hat, in Ruhe zu lassen und einen entgegengesetzten oder andern hervorzubringen. Man weiß ja, daß es grössere Schwierigkeit macht, eine Handlung hervorzubringen, wenn sie in langer Zeit nicht ist ausgeübet worden, und warum sollte es mit den unanständigen Handlungen nicht eben dergleichen Beschaffenheit haben? Solchergestalt läßt sich meines Erachtens auch begreifen, wie die Sitten, Gewohnheit und Lebensart der Alten haben verändert werden können, wenn ihre Gesetze in der Musik sind abgeschaft und neue angenommen worden.

E N D E.

Nachwort

Es klingt wie eine Banalität, die Feststellung, daß es lehrreich sei und interessant zugleich, manches Buch wiederholt und in zeitlichem Abstand zu lesen, die dabei entstehenden Eindrücke miteinander zu vergleichen und damit auch die literarischen Aussagen neu zu bedenken.

Als ich mich erstmals mit Nicolai beschäftigte, wirkten seine Aussagen über den Zusammenhang zwischen „Tonus" und „Tönen", zwischen Leib und Affekt, zwischen Affekt und Musik auf mich naiv und zurechtgedrechselt. Dieser Eindruck war nicht zuletzt mitgeprägt von Kadners abfälliger Bemerkung über das „Werkchen" [1]), dessen Verfasser man „seine Jugend zugute halten müsse". In der Tat, rein äußerlich hat Nicolais Abhandlung etwa den Umfang eines Inselbändchens und ist hinsichtlich seines Umfangs nicht zu messen beispielsweise mit Kirchers „Neue(r) Hall- und Thonkunst", einem vergleichbaren Werk, das allerdings 61 Jahre vor Nicolais Werk bereits im Jahre 1684 erschien.

Nach neuerlichem Lesen nun beeindrucken mich drei Tatsachen vor allem: Zum ersten die genaue und sachorientierte Beschreibung der einzelnen Zusammenhänge zwischen Musik und Medizin und die dabei benutzte Einfachheit der Sprache, die auch den Menschen des 20. Jahrhunderts direkt und ohne Schnörkel noch anspricht, zum zweiten die Vielfalt von Bezügen, die sich für Nicolai aus dem Studium von Autoren der Medizin, der Musik und der Dichtkunst, seiner Zeitgenossen also, ergibt und schließlich zum dritten die Reaktionen, die durch Nicolais Gedanken und Folgerungen bei mir selbst ausgelöst werden, wenn ich versuche, diese Gedanken zu verstehen, das heißt, wenn ich die historischen Zusammenhänge, die formulierten „Tatsachen" ebenso wie auch die formulierten Zweifel über zeitgemäße Deutungen, Geschichten und übernommene Theorien, die Nicolai uns nennt, als Zeitdokumente in Beziehung zum eigenen Weltbild, zu unserer Zeit, bringe.

Für den Musiker, der meint, die Musik zur Zeit Nicolais verstehen zu können, ja der diese Musik liebt, dem diese Musik zur selbstverständlichen Gegenwart geworden ist, entsteht bei der Beschäftigung mit Nicolais Werk eine eigenartige Spannung durch die Nähe zu dieser Musik und der gleichzeitig erlebten Distanz zu den aus ihrer Zeit stammenden Gedanken.

Für den Psychologen oder Mediziner dürfte ebenso wie für den Ästhetiker oder Musiktherapeuten dieser Konflikt geringer sein, weil hier ohnehin zwischen Historie und Gegenwart die Distanz stärker bewußtseinsbestimmend sein wird als verbindende, aktualisierte Nähe im Umgang mit den historischen Fakten.

Diese „Gedanken- und Gefühlsmixtur" ist es, die das Studium solcher Literatur so reizvoll machen kann: Vieles, was als historisches Erbe bekannt und vertraut erscheint, steht plötzlich in direktem Zusammenhang mit Fremdartigem, mit Gedankengängen und Theorien, die bei nur oberflächlicher Betrachtung absurd und lächerlich erscheinen können.

Man stelle sich eine zeitgenössische Theorie vor, wo seitens der Medizin eine „Verbindung" zwischen Musik und Medizin („Artzneygelahrheit") hergestellt würde und zwar hinsichtlich physiologischer, physikalischer, psychologischer und ästhetischer Kategorien! Ein solches Unterfangen wäre im Bewußtsein unserer Wissenschaftsentwicklung von vornherein der Lächerlichkeit ausgesetzt.

Aber es gibt natürlich solche Zusammenhänge, wenn heute auch anders zu interpretieren als zur Zeit Nicolais. Unser Zwang zum Spezialistentum macht es uns heute jedoch häufig schwer, über die Spezialdisziplin hinaus interdisziplinär zu denken und zur Zusammenschau zu finden.

Ich denke aus aktuellem Anlaß [2]) an die Schwierigkeiten, die die dialektische Betrachtungsweise eines bio-psycho-sozialen Menschen- bzw. Krankheitsbildes in der bis zum heutigen Tage weitgehend biologisch ausgerichteten Medizin mit sich bringt, einer Medizin, deren Blick weitgehend auf die somatische Seite ihres Gegenstands, den Menschen, ausgerichtet ist und dies, obwohl nachweislich etwa 60% aller Arztkonsultationen nicht primär auf somatischen, sondern auf psychischen bzw. psychosozialen Störungen ursächlich beruhen.

Das wissenschaftliche Denken von Nicolai steht dem unseren näher, als beispielsweise dem von Kircher, den wir mit Goldhan [3]) nicht ohne Grund zu einem der bedeutsamsten Gelehrten des ausgehenden 17. Jahrhunderts im damaligen Deutschland rechnen dürfen. Kircher bezieht sich zur Erklärung eines iatromusikalischen (musiktherapeutischen) Ansatzes auf eine von Gott gewollte Ordnung im Sinne einer „harmonikalen" oder auch universalen Ordnung – Gott, Natur, Mensch. So gibt es nach Kircher drei verschiedene Arten der „musicalischen Wundercur": Erstlich übernatürlich, zum anderen / als Werck und Kunst deß bösen Geistes; und drittens / als ein natürliches Werck..."[4])
Nicolai hingegen verzichtet völlig auf übernatürliche Interpretationen. Seine Position ist eine genaue Beschreibung dessen, was er sieht, was er hört und was er weiß. Der Gegenstand seiner Beschreibungen ist der menschliche Körper bzw. dessen Funktionen, die physikalisch-akustische sowie die emotional-affektive Seite der Musik und die Beziehung zwischen emotional-affektiver und physiologischer Reaktionsweise im Menschen. Es bleibt sogar offen, ob Nicolai überhaupt ein religiöses Weltbild hatte, was allerdings anzunehmen ist. Er ist offensichtlich ein Mediziner, der fachlich nur das akzeptiert, was er aus Erfahrung heraus beschreiben kann. Dann, wenn er keine eigene Erfahrung einzubringen in der Lage ist, refe-

riert Nicolai, nicht selten Zweifel dort anmeldend, wo ihm Überkommenes aus Berichten seiner Zeit oder auch Historisches nicht überzeugend erscheint. So spricht er im 26. Kapitel von Aberglauben und „Betrügerey", der „ja heut zu Tage... noch nicht völlig aus der Medizin verbannet" sei und im selben Zusammenhang nennt er es „Alfantzereyen", wenn gesagt werde, heilsame Wurzeln „müssen an gewissen Tagen ausgegraben werden, denn sonst thun sie keine Wirkung..." [5])

Sein kritischer Verstand zeigt sich auch dort, wo er auf den Zweifel seiner eigenen Kollegen hinsichtlich möglicher Zusammenhänge zwischen Musik und „Artzneygelahrheit" anspielt. [6])

Die Zweifler an der Musikwirkung werden überhaupt von Nicolai an verschiedenen Stellen seines Werkes angesprochen, so daß daraus geschlußfolgert werden kann, auch im 18. Jahrhundert war die Iatromusik, also die Heilmusik, in der Medizin nicht die Regel, sondern die Ausnahme. So sollte uns die Vielzahl an medizinischen Publikationen zum Thema Iatromusik sowohl im ausgehenden 17. Jahrhundert als auch insbesondere über das gesamte 18. Jahrhundert hin nicht zu der Annahme verleiten, es handele sich zu dieser Zeit um eine Selbstverständlichkeit, Musik auch als Therapeutikum zu sehen. Immerhin spricht das Interesse, die Sichtweise und natürlich auch die akademische Tradition dafür, daß Musik in einem höheren

Maße zu den Wissenschaften zählte und somit folgerichtig im Wissenschaftsbild neben Mathematik, Medizin, Physik usw. ihren Platz innehatte. Einigkeit scheint jedoch unter den Medizinern dieser Zeit hinsichtlich der Behandlung solcher Kranker zu bestehen, die von der Tarantel gestochen wurden. Auch Nicolai vertritt die Auffassung, die der „berühmte Bagliv(i) erzehlet" [7]), nämlich, hier helfe ausschließlich Musik. Und so berichtet er im 27. wie auch im 28. Kapitel mit großer Genauigkeit über die Musikbehandlung solcher Krankeitsbilder, die mit dem Biß der Tarantel in Zusammenhang gebracht wurden.

Diese Darstellung scheint bei Nicolai zu den wenigen zu gehören, wo er sich nicht auf die eigene Beobachtung verläßt, sondern auf die Aussagen berühmter Kollegen seiner Zeit, zu denen Baglivius zu zählen ist.

Wer war dieser Ernst Anton Nicolai, der sein Buch 1745 in „Halle im Magdeburgischen" bei Carl Hermann Hemmerde verlegen ließ?

Er wurde am 7. September 1722 in Sondershausen geboren, studierte in Halle und promovierte hier im Jahre 1745. In Halle wurde er auch Magister der Philosophie und Professor der Medizin. Nachdem Nicolai 1758 an die Universität Jena zunächst auf den 3. Lehrstuhl der Medizinischen Fakultät berufen wurde, rückte er im Jahre 1770 auf den ersten Lehrstuhl auf, den er bis zu seinem Tode am 28. August 1802 innehatte. „In Vorlesungen hat sich

Nicolai vorwiegend mit der praktischen Medizin befaßt. In zahlreichen Veröffentlichungen findet sich neben Hervorragendem auch viel Zeitbedingtes. So huldigt er anfangs humoralpathologischen Anschauungen ... In den Grenzfragen, wo ihm genaue Kenntnisse noch nicht zur Verfügung standen, trat er ständig mit größter rationaler Sachlichkeit auf ... In der Blütezeit der Fakultät blieb er ... der 'stille Gelehrte', der sich nur seiner Wissenschaft widmete."[8])

Übrigens ist Nicolai im Personenregister der Jenenser Universität seit 1759 auch als Professor der Chemie aufgeführt. Die bedeutenden wissenschaftlichen Traditionen dieser Universität hat Ernst Anton Nicolai „in der zweiten Hälfte des 18. Jahrhunderts ... mit 15 eigenen Arbeiten und 158 von ihm betreuten medizinischen Disputionen fortgeführt", welche heute Bestandteil der UB Jena sind.[9]) Damit wird deutlich, daß die noch in Halle verfaßte Abhandlung über den Zusammenhang von Musik und Medizin als ein Jugendwerk des später dann in Jena berühmt gewordenen Nicolai anzusehen ist.

Aber bereits in diesem frühen Werk deutet sich die spätere Entwicklung dieses bedeutenden Zeitgenossen der zweiten Hälfte des 18. Jahrhunderts an. Es sind mindestens zwei charakteristische Merkmale, die Nicolai auszeichnen: der scharfe, kritische und logische Sachverstand, mit dem er sich seinen Forschungsgegenständen nähert und die Universalität des Forschungsgegenstandes selbst. Hierin steht er noch ganz in der Tradition solcher universaler Geister wie Leibniz oder auch Kircher. Besonders im ersteren weist er über diese hinaus, indem er bereits das Bild des naturwissenschaftlich ausgerichteten Gelehrten verkörpert, der zum Gegenstand seiner wissenschaftlichen Auseinandersetzung ausschließlich die ihn umgebene Realität macht und der vor allem und zunehmend die genaue Beobachtung und Beschreibung des Gegenstandes zum wissenschaftlichen Instrumentarium nimmt und daraus sein Weltbild formt.

Auf welchen medizintheortischen Fundamenten baut Nicolai nun sein medizinisches und damit auch iatromusikalisches Denken und Handeln auf?

Hier sind die drei Hauptströmungen zu nennen, die sich historisch zwar nacheinander als medizinische Denkrichtungen entwickelt hatten, die in der Zeit und somit auch im Leben Nicolais, also in der Mitte des 18. Jahrhunderts, aber auch bei vielen anderen Autoren der Iatromusik nebeneinander anzutreffen sind.

Es handelt sich hierbei um die Humoralpathologie, die Solidarpathologie sowie die Tonuslehre, letztere verbunden mit dem sogenannten Animismus.

Die Humoralpathologie beruhte auf der antiken Viersäftelehre (humores – Säfte). „Die Humoralpathologen sahen die Säfte des menschli-

chen Körpers als den Ausgangspunkt der Krankheiten an. Sie meinten, daß die vier Kardinalsäfte: Blut, Schleim, die gelbe und die sogenannte schwarze Galle in richtiger Mischung (Eukrasie) Gesundheit, in fehlerhafter Mischung (Dyskrasie) Krankheit bedingten. Auch der Name Katarrh (Herabfließen) stammt aus der Zeit her, in welcher man darin eine dem Körper wohltätige Entfernung des krankmachenden Schleims (Phlegma) erblickte." [10])
Kirchers Iatromusik baut insbesondere im Zusammenhang mit dem Tarantismus ausschließlich auf einem humoralpathologischen Konzept auf. [11]) Aber auch noch der schon erwähnte berühmte römische Arzt Giorgio Baglivi (1668–1707), der allein acht Dissertationen hinterließ [12]), vertritt eine ähnliche Auffassung. „Was nun das Gift der Tarantel anbetrifft, das übrigens nur in der apulinischen Sommerhitze auch für den Menschen gefährlich sei, so soll es nach Baglivi eine Koagulation der Körpersäfte und damit eine völlige Lähmung der spiritus bewirken, die sich je nach dem Temperament des Gebissenen in Herzbeklemmung, kleinen Puls, Atemnot ... und schließlich in völliger Bewegungslosigkeit kundtue." [13])
Die Solidarpathologie rückt nunmehr die festen Teile des Körpers (solida) in den Mittelpunkt ihres Interesses, „vor allen Dingen aber die Nerven, als Ausgangspunkt der Krankheit,

als das bei jeder Krankheit zuerst ergriffene und meint, daß die krankhaften Veränderungen der Säfte erst durch die Nerven und das Gehirn bedingt werden." [14])

„Alles... geschähe durch Bewegung und bleibe in dauernder Bewegung", so meint Baglivi in seiner nunmehr solidarpathologisch ausgerichteten Dissertation „Opera omnia medicopractica et anatomica" aus dem Jahre 1704. [15])

Auf dieser Basis nun beruht auch alles das, was durch die Musik den menschlichen Körper bewege. „Die Musik", so folgert Baglivi weiter, „gehöre nun zu den Dingen, die die Luft heftig erschütterten und in lebendige Bewegung versetzten. Diese Erschütterungen teilten sich dem Blute und den spiritus mit und erzeugten in ihnen die mannigfaltigsten Wirkungen, dergestalt, daß sie entweder in heftige Erregung gerieten oder aber in ein ruhigeres Stadium versetzt würden." [16]) Über diesen physiologischen Weg wiederum werde der Geist und die Seele auf die unterschiedlichste Weise erregt bzw. beeinflußt, je nach dem, um welche Musik es sich im einzelnen handele.

Wir werden im weiteren sehen, wie gerade dieses Konzept von Nicolai angezweifelt wird und wie hier Nicolai sich von der Solidarpathologie entfernt, obwohl dieses Gedankengut bei der theoretischen Klärung von Zusammenhängen zwischen Körperfunktionen und Musik noch voll wirksam ist. So schreibt er im Vorwort: „Habe ich mich doch belehren lassen, daß die

Fäserchen des menschlichen Körpers ihre Thone hätten, die sich entweder wie Consonantien oder Dissonantien in der Musik verhielten." Und er fährt, die zweifelnden Kollegen bedenkend, fort: „Man kann darüber so viel lachen und critisieren als man will. Zu allem Glück habe ich die Freyheit dieses so lang zu glauben, bis man mich von dem Gegenteil durch wichtige Gründe überführen wird." [17])
Kadner verweist darauf, daß die Solidarpathologen, „die sich alle Wirkungen zwischen den von ihnen in den Vordergrund gestellten festen Bestandteilen des Körpers natürlich nur mechanisch vorstellen konnten, auch 'Iatrophysiker' " genannt wurden, „im Gegensatz zu den 'Iatrochemikern', die die sich eben erst entwickelnde Chemie in den Dienst der Humoralpathologie zu stellen versuchten." [18]) Inwieweit letzteres auch auf den dann an der Jenenser Universität wirkenden Nicolai als Professor der Chemie und der Medizin zutreffend ist, entzieht sich meiner Kenntnis. Jedoch ist ein solcher Zusammenhang durchaus denkbar, denn man kann nicht davon ausgehen, daß die Solidarpathologie die Humoralpathologie im 18. Jahrhundert ablöste. Vielmehr spricht dafür, daß beide theoretische Konzeptionen sich gegenseitig ergänzten und nebeneinander weiter existierten.
Ergänzung allerdings fanden beide Medizintheorien in der zweiten Hälfte des 18. Jahrhunderts zunehmend durch die sogenannte Tonus-

lehre, das dritte medizin-theoretische Fundament, welches Nicolai vertrat.
Nicht von ungefähr war Nicolai in Halle Schüler des berühmten Mediziners Friedrich Hoffmann (1660–1742). Auf Hoffmann geht diese Lehre zurück, die Möller als „dynamistisch-solidarpathologische Krankheitstheorie" bezeichnet.[19]) „Die Faser und ihre Fähigkeit, sich zusammenzuziehen oder auszudehnen, d.h. ihr Tonus, bilden die Grundlage dieser Theorie. Jede Krankheit läßt sich auf ein Anomalie dieses Tonus zurückführen."[20]) In dem zuvor genannten Zitat aus Nicolais Vorwort klingt auch die Tonuslehre an. Nicolai nimmt an, daß es eine Beziehung zwischen den in den Arterien-, Nerven- und Muskelfäserchen bestehenden „Thonen" hinsichtlich ihrer Harmonie- bzw. Disharmonieeigenschaften und denen der Töne bzw. Tonintervalle in der Musik gebe und findet hierin eine Erklärung für die Wirksamkeit der Musik.[21])
„Wer in den Opern gewesen ist, der wird vielleicht an sich selbst wahrgenommen haben, wie starck die Musik in das Gemüth wircken kann", stellt Nicolai im 20. Kapitel unter der Überschrift „Die Musik bringt in der Seele und dem Körper Veränderungen hervor", fest.[22]) Hier hören wir etwas Neues, und dieses Neue entspricht dem durch Georg Ernst Stahl (1660–1743) „faßt in Reaktion gegen die Iatromusik" (Möller) aufgestellten theoretischen Prinzip des „Animismus".

Unter Animismus wird ein „philosophisches und physiologisches System" verstanden, „nach welchem die denkende Seele Lebensprinzip jeder Tätigkeit im Körper sei und demgemäß ebenso ohne Bewußtsein das Wachstum des Körpers bewirken, wie mit dem Bewußtsein Schlüsse bilden soll." [23] „Seit Stahl wird das Problem vom Einfluß der Leidenschaften auf den Körper als Ausdruck der Beziehungen zwischen Körper und Seele in immer neuen Variationen durchdiskutiert." Die Musik gilt hierbei „häufig als Leidenschaften provozierendes Agens". [24]

Waren die „Iatromusiker" bislang der Auffassung, die musikauslösenden physiologischen Veränderungen bewirken, über mechanische Vibration ausgelöst, auch die affektiven Reaktionen, so hören wir bei Nicolai erstmals, Musik löse Leidenschaften aus. „Lediglich der Hörvorgang wird (noch) mit der Resonanz erklärt." [25]

Diese zentrale Stelle in Nicolais Werk, wo er sich mit seinen Kollegen auseinandersetzt und zu neuen Schlüssen kommt, soll hier direkt zitiert werden: „Sie (die Iatromusiker, d. V.) haben ferner geglaubet, daß alle Fäserchen ihre Tone hätten, und daß sehr viele Fäserchen mit den Tonen in der Musik harmonisch wären. Daher haben sie sich eingebildet, daß die zitternden Bewegungen der Luft, welche sich bey einem ieden Tone befinden, in der in uns befindlichen Luft eben dergleichen Bewegungen hervorbrächten, welche hernach denjenigen benachbarten Fäserchen mitgetheilet würden, die sie anzunehmen geschickt wären. Ich will nicht untersuchen, ob dieses gegründet sey oder nicht. Mir wenigstens deucht, daß es eben so wahrscheinlich nicht sey. Ich halte vielmehr davor, daß die Wirkungen, welche die Musik in dem Körper hervorbringet, daher rühren, weil sie Leidenschaften erregen kan." [26])

Und nun im nachfolgenden Kapitel, Nr. 21, wird Nicolai ganz „modern", nämlich den Vorstellungen des 20. Jahrhunderts – man könnte auch sagen – der Psychosomatik angenähert. Deshalb sei auch diese Stelle, die in unseren Ohren so gar nichts Aufregendes mehr hat, die aber, nachdem man die Literatur der Iatromusiker des 17. und 18. Jahrhunderts durchgeforscht hat, beinahe wie eine revolutionäre Antizipation klingt, was sie im wissenschaftlichen Sinne historisch zugeordnet auch ist: „Der Einfluß der Affecten in die Gesundheit und Kranckheit eines Menschen ist so gewiß und offenbar, daß er von niemanden in Zweifel gezogen werden kan. Sie werden in angenehme, unangenehme und vermischte eingetheilet, und die Erfahrung lehret, daß die Bewegungen im Körper, welche mit denselben verknüpft sind, entweder die zum Leben und Gesundheit nöthigen Verrichtungen verhindern, oder dieselbe befördern. Die erstern sind dem Körper schädlich, die andern aber nützlich und heilsam." [27])

Im weiteren werden nun die einzelnen „Affecten" und deren somatische Entsprechungen genau beschrieben. Davon hier nur einekleine Probe: „Bey der Freude bewegen sich das Hertz und die Pulsadern stärcker, daher bekommt das Blut und die Säfte einen freyen, ungehinderten, und lebhaften Umlauf, und die Ausdünstungen und übrigen Abführungen (excretiones) gehen wohl von statten." [28])

Dies alles deckt sich in einer geradezu verblüffenden Einheit mit dem, was die Zeitgenossen Nicolais über die Wirkung und die Eigenschaft der Musik zu sagen hatten.

Ich selbst könnte als Musiktherapeut, der sich redlich mühte, zwischen Musik und Medizin eine theoretische Basis herzustellen, auf der Musiktherapie erklärbar wird [29]), vor Bewunderung erstaunen vor dem logischen und geschlossenen theoretischen System, welches zwischen der von Nicolai vertretenen Tonuslehre und der von den Musiktheoretikern vorgelegten Affektelehre bestand. Ich machte mir das Vergnügen und nahm mir das Musikalische Lexikon des Johann Gottfired Walther aus dem Jahre 1732, wohl eines der ersten deutschen musikalischen Lexika, suchte dort den Begriff „Musica" und verglich dann den gleichen Begriff im Lexikon von Riemann, einem Standardlexikon aus unserer Zeit. Hier in diesem Vergleich, so scheint mir, wird einmal die Universalität deutlich, die Musik im 18. Jahrhundert einnimmt, zum anderen verändert sich der

Kontext der Begriffsbedeutung von philosophisch-historischen hin zu technokratischen Begriffszusammenhängen. Außerdem verringert sich die Anzahl der Begriffe auf etwa ein Drittel.

Ich meine, von universaler Bedeutung der Musik im 18. Jahrhundert muß man auch dann sprechen, wenn sie nach Auffassung von Jost Hermand durch die Ästhetiker des 18. Jahrhunderts in der „Hierarchie der Künste ... am Katzentisch der Ästhetik, wo dem dienenden Personal der Platz angewiesen wurde," angesiedelt war. [30]) Sollte das nicht gerade auch ein möglicher Grund für die Aktualität ihrer damaligen Wirkung gewesen sein, nämlich, daß aktuell komponierte Musik erklang ohne den in der Dichtkunst beispielsweise ständig vorhandenen Bezug auf das angebetete griechische Altertum? Und diese Aktualität hatte die Musik trotz ihrer noch bis in die Mitte des 18. Jahrhunderts erfolgten Beziehung zur Affektenlehre.

Nicolai stand in seiner Zeit noch voll auf dem Boden der Affektenlehre, obwohl der „gelehrte Herr Professor Gottsched", auf den er sich mehrere Male bezieht, bereits 1737 gegen die Oper zu Felde ziehen mußte und diese als das „ungereimteste Werk" brandmarkt, das „der menschliche Verstand jemals erfunden hat". [31]) Gottsched wettert hier in seinem „Versuch einer kritischen Dichtkunst" gegen die Auflösung eines wesentlichen Prinzips der Affektenlehre, nämlich das der Einheitlichkeit eines jeweiligen Affekts innerhalb eines musikalischen bzw. literarischen Gedankens bzw. Satzes.

Dieses vollzog sich also bereits zur Zeit Nicolais mit der schon beginnenden Auflösung der Gültigkeit der Affektenlehre durch die zunehmende Ausprägung des Stils der Empfindsamkeit, der wohl am stärksten dann in der Musik des Bachsohnes Philipp Emanuel seinen Niederschlag fand.

Die Affektenlehre reicht in ihrer Tradition bis in die griechische Antike, wo bereits Zusammenhänge zwischen rhythmischen und seelischen Bewegungen, so beispielsweise von Damon von Athen im 5. Jahrhundert vor unserer Zeit konstatiert wurden. [32])

Sie hatte ihren Höhepunkt in der Mitte des 18. Jahrhunderts bereits überschritten. Danach galten nicht mehr die einheitlichen Festlegungen darüber, welche Musik welchen Affekt auszudrücken vermag. Mit der Zeit der Empfindsamkeit stand nunmehr die eigene Empfindung, die subjektive, im Vordergrund der musikalischen Darstellung.

Affektbedeutung identisch mit spezifischer Musik bezog sich nicht allein auf Musikstücke, beispielsweise Tänze, sondern ebenso auf Intervalle, Tonarten, rhythmische Figuren, Dur, Moll, auf musikalische Figuren, Tempi usw.

„Die musikalische Rhetorik kennt zahlreiche Figuren zur Darstellung von Affekten. So ist der vom Grundton zu dessen Unterquart in

Halbtönen ('chromatisch') fallende Lamentobaß (z. B. in Bachs Kantate Weinen, Klagen, Sorgen, Zagen, BW 12, bzw. im Crucifixus der H moll Messe), auch Passus duriusculus genannt, eine der Figuren für die Darstellung eines schmerzlichen Affekts bzw. Sinngehalts des Textes, so auch die Verwendung tonleiterfremder Halbtöne überhaupt ... M. Mersenne erklärt in seiner Harmonie universelle 1636 die unterschiedlichen Wirkungen von großer und kleiner Terz; jene hat vorwärtsdrängende Kraft, diese dagegen ist schlaff und entbehrt der Dynamik ..."[33]) Letzteres ist auch in verschiedenen Schriften von „Iatromusikern", so auch bei Nicolai, vermerkt. Es könnte eine Fülle von Autoren zitiert werden, die dieses alles bis ins kleinste beschrieben haben. Lassen wir es bei einem Beispiel des zu seiner Zeit als Komponist ebenso wie als Schriftsteller bekannten Johann Mattheson, dem Johann Gottfried Walther in seinem Musikalischen Lexikon von 1732 immerhin zwei und eine halbe Seite widmet. Mattheson schreibt 1737: „Nun dürfte man schwerlich glauben, dass auch sogar ... in Tantz-Melodien die Gemüthsbewegungen so sehr unterschieden seyn müssen, als Licht und Schatten immer seyn können ... bey einer Chaconne ist der Affect schon viel erhabener und stoltzer als bei einer Passavaille, bey einer Courante ist das Gemüth auf eine zärtliche Hoffnung gerichtet; bey einer Sarabande auf lauter Ernsthaftigkeit, bey einem Menuet auf mäßige

Lustigkeit." [34]) Und Nicolai stellt hierzu fest, nachdem er – sich auf Gottsched berufend – ausführlich Affekte im 18. Kapitel beschrieben hat: „Da nun einige Tone diese oder jene Gemüthsbewegung ausdrucken, so werden auch einige Tone geschickter seyn eine gewisse Leidenschaft zu erregen, als andere. Die Herrn Componisten werden dieses am besten wissen, was vor Tone und wie man sie vermischen müsse, wenn sie eine Leidenschaft hervorbringen sollen. Ich kan mich in diese Betrachtung nicht einlassen, weil ich die Kunst zu componiren nicht verstehe. Mir ist genug, daß ich weiß, daß dieses so seyn müsse." [35])

Geht man den konkreten Verbindungen nach, die im Werk von Nicolai zwischen Musik und „Artzneygelahrheit" dokumentiert werden, so eröffnen sich dem interessierten Betrachter diejenigen komplexen Weltbilder, die für das 18. Jahrhundert noch galten und die unsere Bewunderung verdienen, das auch dann, wenn heute diese „Verbindungen" als um ein Mehrfaches komplizierter gesehen werden müssen. Andererseits erkennen wir genauer, mit welchem Tempo sich Entwicklungen auch damals schon vollzogen, Entwicklungen, die nicht parallel zwischen den einzelnen Wissenschaftsbereichen verliefen. Dies betrifft einerseits die Entwicklung der Musik und damit auch die der Vorstellungen darüber, welche Funktion Musik als Ausdruck des Menschlichen zukommen sollte. (Wir wissen heute, was die Zeitgenossen

Johann Sebastian Bachs über ihn selbst bzw. sein Werk für ein Urteil parat hatten: hoffnungslos veraltet, unmodern das Werk; der Meister selbst, der war ein großer Orgelspieler, aber eben nicht auf der Höhe der Zeit!) Das betrifft die Praxis des Mediziners und dessen konkrete Tätigkeit am Patienten, die bei Nicolai sehr wohl auf der Höhe seiner Zeit war; das betrifft das theortische Gebäude, das sowohl alte, überholte Gedanken als auch vorwärtsweisende, das Alte kritisch bewertende, aus der genauen Beobachtung abgeleitete Rückschlüsse enthielt.

Im Werk Nicolais zeigt sich der offensichtlich recht seltene Fall einer weitreichenden dialektischen Geschlossenheit von Verbindungen unterschiedlicher Disziplinen.

So hilft uns die Rückbesinnung auf Gewesenes dazu, nicht Opfer einer blinden Fortschrittsgläubigkeit zu werden, sondern Entwicklung als dialektischen Prozeß zu sehen, denn wahrer Fortschritt beinhaltet immer auch den Aspekt des Verlustes.

Ich möchte an dieser Stelle Frau Dr. Inge Stein, Rektorin des Heinrich Schütz Museums in Bad Köstritz, meinen Dank für ihre instruktiven Hinweise zu Person und wissenschaftlichem Werk Anton Ernst Nicolais aussprechen.

Dresden 1989   Christoph Schwabe

Anmerkungen

1) Kadner, W.: Musik und Medizin im Zeitalter des Barock. Wiss. Z. Karl-Marx-Universität Leipzig, Jg. 52/53, H. 7/8, S. 493.
2) Materialien zum XII. Psychotherapiekongreß der DDR, Berlin Januar 1989
3) Goldhan, W.: Nachwort zu Kircher, A.: Musurgia Universalis (Reprint). Leipzig 1988.
4) Kircher, A.: Neue Hall- und Thonkunst. Nördlingen 1684.
5) Nicolai, E. A.: Ebenda, S. 52/53.
6) Ebenda, Vorwort S. 2.
7) Baglivius (od. Baglivi), G.: De anatome, morsu et effectibus tarantulae, Antwerpen 1715.
   Dazu Möller: „Die Erscheinung des Tarantismus begann früher als das 14. Jahrhundert und dauerte in seinen Ausläufen noch während des 17. Jahrhunderts an ... Die von der Tarantel Gestochenen zeigen eine uneinheitliche Symptomatik, die sich nur durch manchmal monatelanges Tanzen kurieren läßt ..."
   Möller, H.-J.: Musik gegen 'Wahnsinn'. Stuttgart 1971, S. 24/25.
8) Geschichte der Universität Jena. Bd. I, Jena 1958, S. 286.

9) Stein, I.: Musikschrifttum im Bestand „Artes liberales" der Universitätsbibliothek Jena. In: Arbeiten zur Wissenschaftstheorie, Literaturwissenschaft. Wiss. Beiträge der Friedrich-Schiller-Universität Jena. 1988, S. 67–76.
10) Meyers Lexikon. 4. Aufl., Bd. 3. Leipzig und Wien 1890, S. 888.
11) Schwabe, C.: Musiktherapie bei Neurosen und funktionellen Störungen. 4. Aufl., Jena und Stuttgart 1974., S. 43.
12) Vgl. Kadner, W.: a. o. O., S. 489.
13) Ebenda, S. 489.
14) Meyers Lexikon: Ebenda, S. 888.
15) Kadner, W.: Ebenda, S. 489.
16) Ebenda, S. 489.
17) Nicolai, Ebenda, S. 2/3.
18) Kadner, Ebenda, S. 490.
19) Möller, H.-J.: Ebenda, S. 29.
20) Ebenda, S. 29.
21) Nicolai:Ebenda, Vorwort, S. 5/6.
22) Ebenda, S. 20/21.
23) Meyers Lexikon. 4. Aufl., Bd. 1. Leipzig und Wien 1890,S. 594.
24) Möller, Ebenda, S. 32/33.
25) Ebenda, S. 33.
26) Nicolai: Ebenda, S. 36.
27) Ebenda, S. 37.
28) Ebenda, S. 38/39.
29) Vgl. Schwabe, C.: Methodik der Musiktherapie und deren theoretische Grundlagen. 3. überarbeitete Aufl. Leipzig 1986.

30) Hermand, J.: Konkretes Hören. Zum Inhalt der Instrumentalmusik. Berlin (West) 1981, S. 18.
31) Zitiert nach Hermand, Ebenda, S. 22.
32) Riemann Musiklexikon. Sachteil. Mainz 1967, S. 11.
33) Ebenda, S. 11.
34) Mattheson, J.: Kern melodischer Wissenschaften. Hamburg 1737.
35) Nicolai: Ebenda, S. 31.

Nicolai, Ernst Anton:

Die Verbindung der Musik mit der Artzneygelahrheit/
Ernst Anton Nicolai. – Reprint d. Orig.-Ausg. Halle 1745/
mit e. Nachw. von Christoph Schwabe. – Leipzig: Zentral-
antiquariat der DDR, 1990. – 12 Bl., 70 S.
(Bibliotheca musica-therapeutica; 2)
  ISBN 3-7463-0196-3
NE: GT

Reprint der Originalausgabe von 1745 nach dem Exemplar der
Universitäts- und Landesbibliothek Halle

Zentralantiquariat der DDR
© ZA-Reprint, Leipzig 1990
ISBN 3-7463-0196-3

Einbandgestaltung: Helmut Wunderlich
Gesamtherstellung: PGH Grafik-Druck, Leipzig
Printed in the German Democratic Republic
Ag 509/15/1989